SCHWANGER, NA UND?

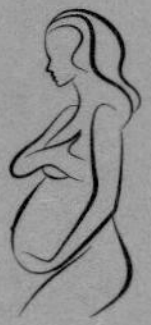

MELISSA HECKSCHER UND DR. EMILY SIKKING

SCHWANGER, NA UND?

150 WICHTIGE, FRECHE, NEUGIERIGE, HAUTNAHE, SPANNENDE UND ÜBERRASCHENDE FRAGEN UND DAZU 150 EHRLICHE ANTWORTEN

AUS DEM AMERIKANISCHEN ENGLISCH
VON MADELEINE LAMPE

SCHWARZKOPF & SCHWARZKOPF

EINLEITUNG

Die Schwangerschaft ist eine aufregende, aber auch beängstigende Zeit, in der man plötzlich viele Fragen hat: Kann ich noch Sport treiben? (*Sicher.*) Darf ich Wein trinken? (*Zu ganz besonderen Anlässen vielleicht.*) Kann ich Sushi oder rohen Kuchenteig essen? (*Das ist keine gute Idee.*) Im Grunde stellt sich die Frage: Kann ich mein Leben so weiterführen wie bisher, ohne die Gesundheit meines Kindes zu gefährden? (*Ja, aber mit ein paar kleinen Einschränkungen.*) Eine Schwangerschaft ist eine große Verantwortung und *Schwanger, na und?* soll eine Hilfe sein.

Wir sind auf diesem Gebiet Expertinnen mit eigenen Erfahrungen. Eine von uns – Melissa – war eine vorsichtige Schwangere, die jetzt eine vorsichtige Mutter ist. Und die andere – Emily – ist eine angesehene Frauenärztin und Geburtshelferin. In diesem handlichen Buch wollen wir versuchen, einige der wichtigsten, peinlichsten und mitunter neurotischen Fragen zur Schwangerschaft und Entbindung zu beantworten.

Schwanger, na und? ist Quiz und Leitfaden in einem, eine Kombination aus medizinischen Fakten und ärztlichen Ratschlägen. Die Fragen stammen von den Autorinnen, ihren schwangeren Freundinnen oder Patientinnen und aus Onlineforen. Für die Beantwortung der Fragen wurden verschiedene Quellen herangezogen, unter anderem das American College of Obstetricians and Gynecologists – eine gynäkologisch-geburtshilfliche Fachgesellschaft –, die Wohltätigkeitsorganisation March of Dimes und eine Vielzahl von Artikeln sowie Emilys Expertenmeinung.

Wenn man sich also schon immer gefragt hat, ob die Vagina eine Geburt unbeschadet übersteht, sollte man Seite 243 aufschlagen. Oder wenn man wissen will, ob der wachsende Bauch Einfluss auf das eigene Sexleben hat, sollte man auf Seite 239 nachlesen. Sollte man es vermeiden, Achterbahn zu fahren oder lieber an einem anderen Tag aus einem Flugzeug springen (Seite 11 und 181) – diese Fragen und die Antworten darauf findet man in diesem Buch.

Dieser Test soll vor allem lehrreich und unterhaltsam sein. Niemand zählt die Punkte. Man kann das Buch als Quiz verstehen oder wie einen Roman lesen. Stell den Frauen aus deinem Geburtsvorbereitungskurs die Fragen oder klär deinen Mann auf. Es gibt hier keine Regeln.

Das Wichtigste ist: Hab Spaß. Nicht nur beim Lesen dieses Buches, sondern immer. Genieß deine Schwangerschaft. Genieß dein Baby. Ja, eine Schwangerschaft ist stressig. Ja, ein Baby bedeutet Verantwortung. Und ja, man muss neun Monate lang darauf achten, was man isst, trinkt und tut. Aber verlier durch die Flut an Fragen, die du hast, nicht das große Ganze aus den Augen. Glückliche Eltern bekommen glückliche Kinder.

Denk daran, dass dies nur der Anfang ist. Eine lange, verrückte, wunderbare Reise liegt vor dir. Herzlichen Glückwunsch!

Die Autorinnen

ERKLÄRUNG: Die Autorinnen haben sich bemüht, präzise Informationen über die Schwangerschaft und die Entbindung zu geben, aber ein Buch ist kein Ersatz für einen Arzt. Bitte konsultiere immer deinen Arzt oder deine Ärztin, wenn du Fragen zu deiner Schwangerschaft hast oder dir Sorgen machst.

1. FRAGE

WAS KANN PASSIEREN, WENN ICH ALKOHOL TRINKE, WEIL ICH NOCH NICHT WEISS, DASS ICH SCHWANGER BIN?

a) Das Wachstum des Babys verläuft nicht mehr optimal.

b) Wahrscheinlich passiert nichts, aber trink jetzt besser keinen Alkohol mehr.

c) Es kann zu Komplikationen kommen.

d) Dem Baby wird das nicht schaden, aber da dein Körper keinen Alkohol abbauen kann, während du schwanger bist, kann schon ein kleiner Schluck deine Leber schädigen.

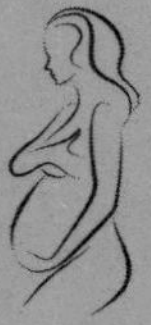

ANTWORT: B March of Dimes zufolge beginnt die Entwicklung des Gehirns und anderer Organe eines Babys ungefähr in der fünften Schwangerschaftswoche – eine Woche nach der ausgebliebenen Periode und eine Woche, nachdem ein Schwangerschaftstest ein positives Ergebnis anzeigen würde. Solange du den Mojito noch vor dieser entscheidenden Phase weglässt, ist wahrscheinlich alles in Ordnung. Auch wenn du nach diesem Zeitpunkt ein wenig Alkohol trinkst, stehen die Chancen gut, dass deinem Baby nichts passiert.

Aber da du nun weißt, dass du schwanger bist, ist es das Beste, Abstinenz zu üben. Ein gelegentlicher Schluck Wein wird dein Baby wahrscheinlich nicht nachteilig beeinflussen, aber es gibt einige Studien, die auch schon einen gemäßigten Alkoholkonsum mit Fehlgeburten in Verbindung bringen. Ein hoher Alkoholkonsum löst beim Kind eventuell das Fetale Alkoholsyndrom aus, das charakteristische Gesichtsmerkmale und lebenslange Lernbehinderungen hervorrufen kann.

Je mehr man trinkt, desto größer ist das Risiko.

2. FRAGE

WAS GESCHIEHT, WENN ICH SCHWANGER WERDE, WÄHREND ICH DIE PILLE NEHME?

a) Die zusätzlichen Hormone können die geschlechtliche Entwicklung des Babys beeinflussen.

b) Du musst dir keine Sorgen wegen der Hormone machen, sondern wegen der Chemikalien in der Pille.

c) Wahrscheinlich hat das keinen Einfluss auf das Baby, solange du die Pille ab jetzt nicht mehr nimmst.

d) Das Östrogen der Pille kann dein Kind emotionaler machen.

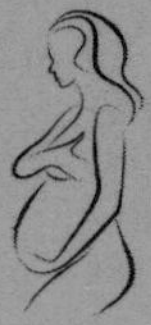

ANTWORT: C Experten schätzen, dass ein bis fünf Prozent der Frauen zu Beginn ihrer Schwangerschaft aus Versehen noch die Antibabypille nehmen und ihre ungeborenen Kinder dadurch dem künstlichen Östrogen aussetzen, das eine Empfängnis eigentlich verhindern soll.

Aber dem American College of Obstetricians and Gynecologists zufolge erhöht die Einnahme der Pille während der Schwangerschaft nicht das Risiko von Geburtsfehlern. In der Vergangenheit hatte man Bedenken, dass einige Pillen – besonders die mit hohen Hormondosen – die Entwicklung der Geschlechtsorgane des Babys beeinträchtigen könnten, aber die niedriger dosierten Pillen von heute sind mit keinem solchen Risiko behaftet.

Trotzdem sollte man die Pille absetzen, sobald man weiß, dass man schwanger ist. Eine Studie der University of Ottawa aus dem Jahr 2009 hat gezeigt, dass bei Frauen, die die Pille über das erste Trimester der Schwangerschaft hinaus genommen haben, Frühgeburten wahrscheinlicher waren oder ihre Babys ein geringes Geburtsgewicht hatten. Wenn du die Pille nicht mehr nimmst, sobald du herausgefunden hast, dass du schwanger bist, wird deinem Baby höchstwahrscheinlich nichts passieren. Wenn du dir trotzdem Sorgen machst, bitte deinen Arzt oder deine Ärztin, die Entwicklung deines Babys zu beobachten, um sicherzugehen, dass es gesund ist.

3. FRAGE

DARF ICH ACHTERBAHN FAHREN?

a) Sicher, solange du nicht mit dem Kopf nach unten fährst.

b) Nein, in scharfen Kurven kann sich die Nabelschnur verheddern und so die Blut- und Sauerstoffzufuhr zum Baby unterbrochen werden.

c) Nein, die abrupten Starts und Stopps einer Achterbahn können die Plazenta von der Gebärmutterwand lösen, was für dich und dein Baby gefährlich ist.

d) Nein, durch das plötzliche Auf und Ab kann das Baby herumgeschleudert und die Entwicklung des Gehirns beeinflusst werden.

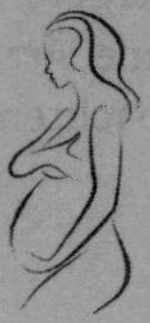

ANTWORT: C Bei einer Achterbahnfahrt wirken die gleichen Kräfte auf den Mutterleib ein wie bei einem Autounfall. Durch die schnellen Starts und Stopps kann sich die Plazenta von der Gebärmutterwand lösen, wodurch die Zufuhr von Sauerstoff und Nährstoffen zum Baby unterbrochen wird. Solch eine vorzeitige Plazentalösung ist für Mutter und Kind riskant.

In den ersten zwölf Wochen ist eine vorzeitige Plazentalösung kaum möglich, weil der Mutterkuchen noch nicht voll entwickelt und eine Ablösung daher unwahrscheinlich ist. Falls du dich also nicht von Fahrgeschäften fernhalten kannst, ist es besser, nur zu Anfang der Schwangerschaft Achterbahn zu fahren. Das Beste ist allerdings, sich bis nach der Geburt des Kindes auf Kinderkarussells, Schaukeln und Riesenräder zu beschränken, die für Schwangere ungefährlich sind. Wenn das Kind erst einmal da ist, erlebst du sowieso eine ganz neue Berg-und-Tal-Fahrt.

4. FRAGE

WAS SIND DIE URSACHEN FÜR SCHWANGERSCHAFTSÜBELKEIT?

a) Durch die Übelkeit und das Erbrechen versucht dein Körper, das Baby abzustoßen.

b) Das Baby entzieht dir so viele Nährstoffe, dass dein Körper mangelernährt ist, wodurch dir übel wird.

c) Viele Frauen stellen ihre Ernährung während der Schwangerschaft drastisch um, wodurch Magenverstimmungen hervorgerufen werden.

d) Das weiß man nicht genau, aber wahrscheinlich hat es etwas mit den Hormonen zu tun.

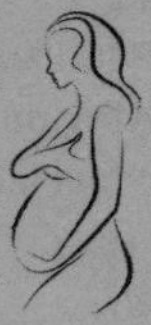

ANTWORT: D Wissenschaftler wissen nicht genau, wodurch die Schwangerschaftsübelkeit verursacht wird. Viele sind allerdings der Meinung, dass sie durch die verstärkte Produktion von Hormonen hervorgerufen wird, die gebraucht werden, damit die Plazenta und der Fötus zu Beginn der Schwangerschaft wachsen. Man weiß das Folgende:

- Die Übelkeit tritt nur beim Menschen auf.
- Den Schwangeren ist nicht nur morgens übel.
- Die Übelkeit wird oft vom Geruch oder Geschmack von Lebensmitteln ausgelöst, die historisch mit durch Essen hervorgerufenen Krankheiten in Verbindung gebracht werden. Auch Rauch und Alkohol können Auslöser sein.
- Der Höhepunkt der Schwangerschaftsübelkeit liegt normalerweise zwischen der 6. und 18. Woche – dem Zeitraum, in dem giftige Stoffe besonders gefährlich für den Fötus sind.

Aufgrund dieser Fakten nehmen einige Wissenschaftler an, dass die Übelkeit in der Schwangerschaft die Funktion hat, werdende Mütter davon abzuhalten, etwas zu essen oder zu trinken, das dem ungeborenen Kind schaden könnte. Wenn man sich schon beim Geruch von Alkohol übergeben muss, schreckt das davor ab, ein paar Schnäpse nach dem Essen zu trinken.

Ungefähr zwei Drittel der werdenden Mütter leiden unter häufiger Übelkeit. Wenn du zu dem Drittel gehörst, dem es nicht so geht, kannst du dich glücklich schätzen.

5. FRAGE

MIR IST MORGENS NICHT ÜBEL. WAS HAT DAS ZU BEDEUTEN?

a) Wahrscheinlich erwartest du einen Jungen.

b) Dein Körper reagiert vielleicht weniger empfindlich auf die schwangerschaftsbedingten hormonellen Veränderungen.

c) Das Risiko, dass Komplikationen auftreten, ist bei dir höher.

d) Wahrscheinlich isst du nicht genug.

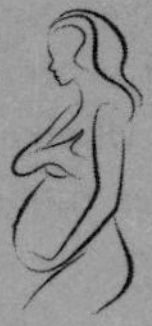

ANTWORT: B Lange haben Ärzte behauptet, dass die Übelkeit ein Zeichen für eine gesunde Schwangerschaft sei, aber wenn einem nicht übel ist, heißt das nicht, dass man Probleme zu erwarten hat. Mehr als ein Drittel aller Schwangeren erlebt keine Übelkeit – die im Übrigen nicht nur morgens auftritt (siehe Frage Nr. 4). Studien haben gezeigt, dass bei diesen Frauen das Risiko einer Fehlgeburt nicht höher liegt als bei anderen.

Warum wird einigen Frauen während des ersten Trimesters der Schwangerschaft übel und anderen nicht? Wahrscheinlich weil wir alle verschieden sind. Man geht davon aus, dass die Übelkeit durch den Anstieg des Östrogenspiegels zu Beginn der Schwangerschaft hervorgerufen wird. Da die Hormonspiegel der Frauen vor der Schwangerschaft unterschiedlich sind, hat der plötzliche Anstieg auf einige Frauen eine größere Wirkung als auf andere.

Wenn du die ersten Wochen nicht damit verbringst, deinen Würgreflex unter Kontrolle zu bringen, sei dankbar!

6. FRAGE

STÖRT ES MEIN BABY, WENN ICH MICH ÜBERGEBE?

a) Nein, aber wenn man sich übermäßig viel erbrechen muss, kann das andere Probleme hervorrufen.

b) In schlimmen Fällen können sich die Bauchmuskeln verkrampfen und dem Baby kann so Sauerstoff entzogen werden.

c) Besonders energisches Würgen kann Wehen auslösen, auch wenn man noch viele Wochen vor dem Geburtstermin steht.

d) Die Entwicklung des Gehirns des Babys kann dadurch beeinflusst werden, da beim Erbrechen der ganze Körper erschüttert wird, auch die Gebärmutter.

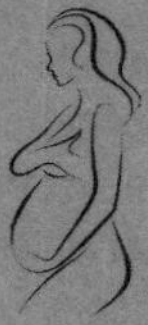

ANTWORT: A Sei unbesorgt, dein Baby ist im Uterus gut geschützt, egal wie schlecht dir ist. Genau wie bei Bauchmuskelübungen ziehen sich die Bauchmuskeln zusammen, wenn man sich übergibt. Deshalb kann man danach auch Schmerzen haben. Achte darauf, dass du genug Wasser trinkst, um den Flüssigkeitsverlust auszugleichen. Eine Dehydrierung kann deinem Baby – und dir – schaden.

Wenn dir so schlecht ist, dass du weder Essen noch Flüssigkeit bei dir behalten kannst, solltest du deinen Arzt oder deine Ärztin aufsuchen. Diesen Zustand, unter dem ein bis zwei Prozent der Schwangeren leiden, nennt man Hyperemesis gravidarum und er kann für Mutter und Kind gefährlich sein. In schweren Fällen muss die Mutter ins Krankenhaus eingewiesen werden, damit sie intravenös ernährt werden kann. In den folgenden Fällen solltest du dich an deinen Arzt oder deine Ärztin wenden:

- Du übergibst dich und hast dabei Schmerzen oder Fieber.
- Dir ist noch im zweiten Trimester übel und du musst dich übergeben.
- Es gibt Anzeichen von Dehydrierung, unter anderem Benommenheit und dunklen oder unregelmäßigen Urin.
- Du verlierst Gewicht.

Aber mach dir keine Sorgen, es sollte dir bald wieder besser gehen. Die Schwangerschaftsübelkeit verschwindet normalerweise bis zur 18. Schwangerschaftswoche wieder.

7. FRAGE

WAHR ODER FALSCH:

MAN KANN SCHWANGER WERDEN, OBWOHL MAN BEREITS SCHWANGER IST.

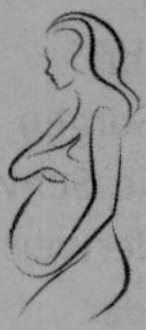

ANTWORT: WAHR Dieses Phänomen, Superfötation oder Überbefruchtung genannt, tritt auf, wenn eine Frau innerhalb eines Menstruationszyklus zweimal ovuliert. Es unterscheidet sich von Zwillingsschwangerschaften mit zweieiigen Zwillingen, in denen zwei Eizellen zur selben Zeit heranreifen und befruchtet werden.

Eine Superfötation kommt beim Menschen so selten vor, dass nur zehn Fälle dokumentiert sind. Unter anderem der des britischen Paars Amelia Spence und George Herrity, das im Abstand von drei Wochen zwei Mädchen zeugte. Zeitungsberichten zufolge wog das erste Baby nach 32 Wochen im Mutterleib 3000 Gramm und das zweite nach 29 Wochen 2200 Gramm. 2009 zeugten Tood und Julia Grovenburg zwei Babys – einen Jungen und ein Mädchen im Abstand von zweieinhalb Wochen.

8. FRAGE

WAHR ODER FALSCH:

EIN BABY, DAS SICH AUSSERHALB DER GEBÄRMUTTER ENTWICKELT, KANN NICHT ÜBERLEBEN.

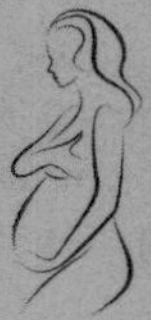

ANTWORT: FALSCH Es ist möglich, dass sich ein Fötus außerhalb der Gebärmutter entwickelt. Man spricht von einer ektopen Schwangerschaft, wenn sich die befruchtete Eizelle in den Eileiter oder seltener in einen Eierstock einnistet. Normalerweise führen solche Schwangerschaften zu einer Fehlgeburt, weil sich der Embryo wegen einer Unterversorgung mit Nährstoffen nicht richtig entwickeln kann, oder es wird ein Schwangerschaftsabbruch durchgeführt, weil Lebensgefahr für die Mutter besteht.

Aber zumindest ein Baby hat eine solche ektope Schwangerschaft überlebt. 2008 hat eine 34-jährige Australierin zwei Wochen vor dem Geburtstermin ein gesundes, 3500 Gramm schweres Mädchen auf die Welt gebracht. Die Eierstockschwangerschaft war von den Ärzten nicht festgestellt worden, weil die Frau angeblich keine Symptome für eine ektope Schwangerschaft gezeigt hatte und beim Ultraschall nicht eindeutig zu sehen war, wo sich der Fötus befand.

Anfangs ist es schwer, eine ektope Schwangerschaft von einer normalen zu unterscheiden, aber mit dem Fortschreiten der Schwangerschaft ist es eigentlich schwer zu übersehen. Symptome einer ektopen Schwangerschaft können Bauch- oder Beckenschmerzen, vaginale Blutungen, schmerzhafter Geschlechtsverkehr, Schwindel, Ohnmachtsanfälle und Schulterschmerzen sein, die durch Blutungen unter dem Zwerchfell hervorgerufen werden.

9. FRAGE

MEIN ARZT SAGT, DASS MEIN BABY NUR 500 GRAMM WIEGT, WARUM HABE ICH DANN FÜNF KILOGRAMM ZUGENOMMEN?

a) Blut, Brüste und Fettreserven sind schwer.

b) Die Schwangerschaft verlangsamt deinen Stoffwechsel.

c) Die Plazenta wiegt 5 Kilogramm.

d) Zu viele Kekse.

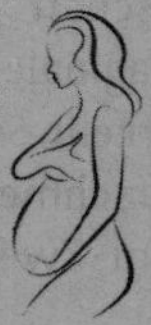

ANTWORT: A Nicht nur dein Baby wächst. Bei einer Schwangerschaft legt man in einer Weise Gewicht zu, wie man es sich niemals vorgestellt hätte - aber nur vorübergehend, vorausgesetzt man übertreibt es nicht mit den mitternächtlichen Snacks. Schon in der zehnten Woche nehmen deine Brüste durch hormonelle Schwankungen ein halbes bis ein Kilogramm zu. Danach nimmst du ungefähr drei Kilogramm an Fett zu - Reserven für das Baby für den Fall, dass du ein paar Mahlzeiten ausfallen lässt - und dreieinhalb Kilo an zusätzlichem Blut und zusätzlichen Flüssigkeiten.

Du wirst bis zur Geburt insgesamt ungefähr 14 Kilogramm zunehmen. Das Gewicht verteilt sich wie folgt:

- Baby: 3000–3500 Gramm
- Plazenta: 500–1000 Gramm
- Fruchtwasser: 1000 Gramm
- Gebärmutter: 1000 Gramm
- Brustgewebe: 1000 Gramm
- zusätzliches Blut: 2000 Gramm
- zusätzliche Flüssigkeiten: 2000 Gramm
- Fett- und Nährstoffreserven: 3000 Gramm

10. FRAGE

WAS IST LOS, WENN ICH SELTSAME BAUCHKRÄMPFE HABE? WAS BEDEUTET DAS?

a) Dein Baby hat einen Krampf.

b) Dein Baby hat vielleicht Blähungen.

c) Dein Baby hat eventuell einen Schluckauf.

d) Dein Baby hustet möglicherweise.

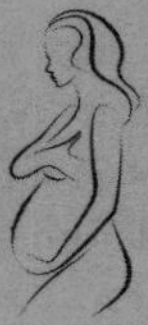

ANTWORT: C Zwischen der 24. und 28. Schwangerschaftswoche spüren die meisten werdenden Mütter die rhythmischen Schläge des Schluckaufs ihrer Babys. Das ist kein Grund zur Sorge – ein Schluckauf ist im und außerhalb des Mutterleibs ganz normal. Viele Ärzte sind sogar der Meinung, dass ein Schluckauf ein Zeichen für ein gesundes Nerven- und Atmungssystem ist.

Niemand weiß genau, warum diese Schluckaufperioden vorkommen. Die Ärzte sind sich aber eigentlich einig, dass der Schluckauf meistens durchs Atmen oder Verschlucken von Fruchtwasser – was ganz normal ist – verursacht wird. Dadurch fließt Flüssigkeit in und aus der Lunge, was wiederum dafür sorgt, dass das Zwerchfell sich zusammenzieht und ein Schluckauf entsteht. Ein normaler Schluckauf wird durch ein ähnliches Zusammenziehen des Zwerchfells verursacht.

Es gibt noch einen anderen Grund, dieses kleine Klopfen in deinem Bauch zu lieben: Eine Studie der University of Kansas von 2007 legt nahe, dass ein Schluckauf vielleicht den Herzschlag des Fötus während des dritten Trimesters reguliert. Diese rhythmischen Krämpfe können also vielleicht ein bisschen unangenehm sein, aber sie sind gut für die Kleinen.

Andererseits gibt es auch keine Hinweise darauf, dass es problematisch ist, wenn der Fötus keinen Schluckauf hat. So ein Schluckauf kann mehrmals am Tag auftreten – oder überhaupt nicht.

11. FRAGE

WAS PASSIERT MIT MEINEN ORGANEN, WÄHREND MEIN BABY WÄCHST?

a) Sie schrumpfen, um Platz fürs Baby zu schaffen.

b) Sie verschieben sich, um Platz für das Baby zu machen.

c) Deinen Dünndarm brauchst du während der Schwangerschaft nicht.

d) Nur deine Blase verkleinert sich. Deine restlichen Organe bleiben so, wie sie sind.

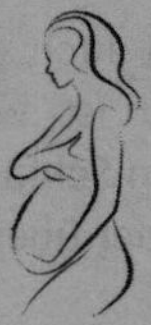

ANTWORT: B Einfach gesagt: Deine Organe machen dem Baby Platz. Obwohl es so scheint, als sei nicht genug Platz in deinem Bauch, um ein menschliches Wesen zusätzlich zu all deinen Organen unterzubringen, ist der weibliche Körper doch so gebaut, dass er das kann. Die Organe, die ihren Platz einmal unterhalb der Rippen hatten, verschieben sich und machen Platz.

Der Verdauungstrakt macht die meisten Veränderungen durch, denn der hat vor der Schwangerschaft den meisten Platz eingenommen. Wenn das Baby wächst, wird der Magen nach oben in Richtung der Rippen verschoben und die Blase wird nach unten in Richtung Mastdarm gedrückt. Beide Organe werden auch – vorübergehend – kleiner, was eine Erklärung für das verstärkte Sodbrennen und die häufigen Toilettenbesuche ist.

12. FRAGE

WARUM PINKLE ICH MIR MANCHMAL EIN BISSCHEN IN DIE HOSE, WENN ICH LACHE?

a) Weil Schwangerschaften Blasenentzündungen verursachen.

b) Weil die Harnröhre durch die Schwangerschaft geweitet wird und deshalb mehr Urin entweichen kann.

c) Weil dein Baby von deinem Lachen irritiert ist.

d) Weil der Uterus auf deiner Blase sitzt und alles nach unten gedrückt wird, wenn du lachst, niest oder hustest.

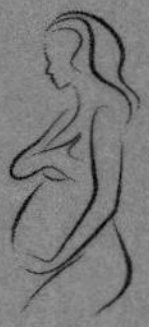

ANTWORT: D Wenn man lacht, spannen sich die Bauchmuskeln an und dein Uterus, der sich genau über der Blase befindet, wird nach unten gedrückt, sodass ein kleines bisschen Urin entweichen kann. Husten, Niesen oder ein besonders starker Tritt deines Babys können den gleichen Effekt haben.

Leider kann man nicht viel machen, um das zu verhindern. Es sollte wieder aufhören, wenn das Baby geboren ist. Tägliche Beckenbodenübungen können die Sache beschleunigen. Dabei spannt man einfach die gleichen Muskeln an, die man auch benutzt, um den Urinfluss zu stoppen. Dann hält man fünf bis zehn Sekunden. Führ die Übung mehrmals täglich mit zehn Wiederholungen durch.

13. FRAGE

KÖNNEN DIE TRITTE MEINES BABYS MEINE INNEREN ORGANE VERLETZEN?

a) Nein, aber wenn dein Baby größer als fünfzig Zentimeter ist, kann ein kräftiger Tritt die Fruchtblase durchstechen und eine Frühgeburt einleiten.

b) Ja, die Tritte können deine Lunge verletzen.

c) Möglicherweise. Wenn dein Baby mit dem Kopf nach unten liegt, kann ein kräftiger Tritt dir eine Rippe brechen.

d) Die Tritte verletzen dich nicht, können aber dafür sorgen, dass du dir in die Hose machst.

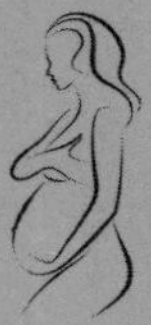

ANTWORT: D Dein Uterus ist stark genug, um dein Baby zu schützen und deine inneren Organe auch vor den kräftigsten Bewegungen deines Babys abzuschirmen. Sicher fühlt es sich so an, als würde das Baby deine Blase als Sandsack benutzen, aber diese Tritte können wirklich keinen Schaden anrichten.

Das heißt aber nicht, dass sie nicht wehtun. Kräftige Tritte oder Schläge können die Blase, den Gebärmutterhals oder den Darm treffen, was kurzzeitig Schmerzen hervorrufen kann. Schläge gegen die Rippen können einem den Atem rauben und Tritte gegen die Blase können das Auslaufen von Urin verursachen. Zum Glück kann nichts davon die Wehen einleiten oder zu Komplikationen führen. Die Tritte sollten zum Ende der Schwangerschaft weniger werden, denn dann hat das Baby weniger Platz, sich zu bewegen.

14. FRAGE

WARUM SORGEN LAUTE FILME DAFÜR, DASS SICH MEIN BABY BEWEGT?

a) Weil ihm die Ohren wegen der lauten Geräusche wehtun.

b) Weil durch die Vibrationen der Schallwellen Blasen im Fruchtwasser entstehen.

c) Weil das Baby die Filme hört.

d) Alles zusammen.

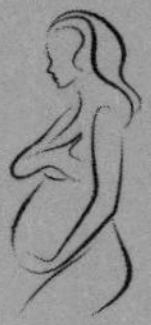

ANTWORT: C Viele Schwangere berichten, dass sich ihre ungeborenen Babys als Reaktion auf laute Geräusche bewegen. Es ist zwar unwahrscheinlich, dass das, was auf der Leinwand passiert, dein Baby stört oder ängstigt, aber höchstwahrscheinlich hört es den Film. Um die 28. Woche herum ist der Hörsinn des Babys voll entwickelt. Alles was du hörst – besonders in Dolby Digital –, hört dein Baby auch. Wenn dein Baby auf Touren kommt, während du im Kino bist, dann hat der Tumult es wahrscheinlich aufgeweckt und es streckt sich jetzt. Auch eine plötzliche Veränderung deiner Herzfrequenz – wenn du zum Beispiel einen Action- oder Horrorfilm siehst – kann dein Baby in Bewegung bringen. Beides ist völlig normal und stellt kein Risiko für dein Kind dar.

15. FRAGE

WAHR ODER FALSCH:

MEIN BABY KANN EIN LOCH IN DIE FRUCHTBLASE RITZEN ODER PIKEN.

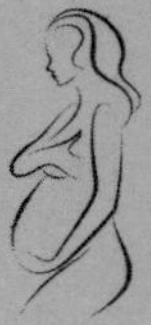

ANTWORT: FALSCH Die Haut der Fruchtblase sieht beim Ultraschall zwar hauchdünn aus, ist aber robust genug, dass auch das stärkste Baby es nicht schafft, ein Loch hineinzureißen. Außerdem ist sie elastisch, um sich jedem Schlag, Tritt und Purzelbaum des Babys anzupassen. Die Nägel eines Babys können zwar lang wachsen, aber das Fruchtwasser hält sie so weich, dass das Baby weder sich noch dein Inneres kratzen kann. Die Fruchtblase platzt nicht, weil das Baby hindurchgestoßen hat, sondern weil die Wehen eingesetzt haben.

16. FRAGE

WAS HAT ES ZU BEDEUTEN, WENN ICH BLAUE FLECKE AM BAUCH HABE?

a) Deine Fruchtblase ist geplatzt.

b) Du hast dich irgendwo gestoßen.

c) Dein Baby hat zu hart getreten.

d) Du bekommst Zwillinge.

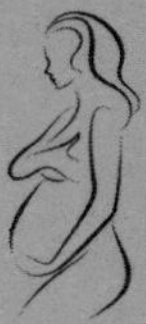

ANTWORT: B Bauchprellungen sind in der Schwangerschaft nichts Ungewöhnliches, besonders im dritten Trimester. Das Manövrieren mit deinem Bauch ist dann so einfach wie ein Limbo, bei dem man sich eine Wassermelone vor den Oberkörper geschnallt hat. Du hast dich wahrscheinlich irgendwo gestoßen. Solange es kein kräftiger Stoß in den Unterleib war - und daran würdest du dich erinnern -, ist ein kleiner blauer Fleck kein Grund zur Sorge.

Das Blauwerden kann auch ein Anzeichen dafür sein, dass dein Bauch wächst. Während das Baby wächst, platzen vielleicht einige deiner Venen, was zu blauen Flecken führt. Das ist ganz normal und gibt sich wieder nach der Entbindung.

17. FRAGE

WARUM SIEHT MAN BEI EINIGEN FRAUEN IN DER 20. SCHWANGERSCHAFTSWOCHE NOCH KEINEN BABYBAUCH, WÄHREND ANDERE KUGELRUND SIND?

a) Manche Babys sind kleiner als andere.

b) Einige Frauen sind besser in Form als andere und deshalb wird die Schwangerschaft bei ihnen nicht so schnell sichtbar.

c) Die Bäuche von manchen Frauen dehnen sich nicht so schnell.

d) Alles zusammen.

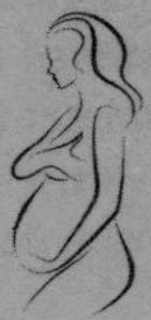

ANTWORT: B Frauen, die während ihrer ersten Schwangerschaft körperlich gut in Form sind, sieht man im Allgemeinen erst ungefähr in der 20. Woche an, dass sie schwanger sind. Die zweite Schwangerschaft ist meistens eher zu erkennen – zwischen der 12. und 18. Woche. Wenn du anfangs nur einen kleinen Babybauch hast, kannst du dich glücklich schätzen. Wenn du erst einmal kugelrund bist, werden dir ganz alltägliche Dinge – wie zum Beispiel Schlafen, Laufen, von der Couch aufzustehen, um nur ein paar zu nennen – viel schwerer fallen. Genieß es, schlank zu sein, solange du es bist. Bei den Frauen, die aussehen, als würden sie einen Basketball unter ihrem T-Shirt verstecken, spielen meistens die folgenden Faktoren eine Rolle:

- ÜBERERNÄHRUNG: Frauen, die mehr Kalorien zu sich nehmen, als sie verbrennen, tendieren dazu, zu schnell zuzunehmen.
- MEHRLINGE: Frauen, die mit mehr als einem Baby schwanger sind, werden verständlicherweise schneller dick.
- ZIERLICHE GESTALT: Bei Frauen, die zierlich gebaut sind, wird es meistens früher sichtbar, dass sie schwanger sind, als bei Frauen mit einem längeren Torso.
- BLÄHUNGEN: Blähungen sind etwas völlig Normales und entstehen normalerweise, wenn man nicht genug Wasser trinkt – komisch, aber wahr. Außerdem verursacht der Anstieg des Hormons Progesteron, dass dein Magen-Darm-Trakt träge wird.

18. FRAGE

MACHEN UNGEBORENE KINDER IM MUTTERLEIB AA?

a) Nur wenn das Baby großem Stress ausgesetzt oder überfällig ist.

b) Nur wenn die Mutter viele Ballaststoffe gegessen hat.

c) Nur wenn es ein Problem mit der Nabelschnur gibt.

d) Nein, Babys machen erst Aa, nachdem sie geboren wurden und Muttermilch oder Muttermilchersatz im Magen haben.

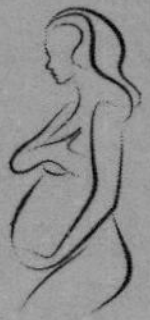

ANTWORT: A Der erste Stuhl eines Neugeborenen, genannt Mekonium, ist eine dicke, grünliche Masse aus Dingen, die das Baby verschluckt hat: Schleim, Galle, Lanugohaar – feiner Haarflaum, der normalerweise vor der Geburt ausfällt – und Käseschmiere. Normalerweise landet dies in der Windel deines Wonneproppens, aber bei ungefähr zwölf Prozent der Babys wird es vor der Geburt ausgeschieden. Das geschieht vor allem bei Schwangerschaften, die länger als vierzig Wochen dauern, aber es kann auch vorher passieren.

Das Ausscheiden von Mekonium vor der Geburt ist vielleicht ein Zeichen dafür, dass das Baby großem Stress ausgesetzt ist, und es gilt deshalb als medizinischer Notfall. Außerdem können schwerwiegende Atemprobleme auftreten, wenn das Baby das kontaminierte Fruchtwasser einatmet. Heute sterben nur noch selten Babys an Mekoniumaspiration (MAS), da die Ärzte im Allgemeinen die Wehen einleiten, wenn Mekonium abgegangen ist. Wenn deine Fruchtblase geplatzt ist und du dunkle Flecken in der Flüssigkeit entdeckst, solltest du deinen Arzt oder deine Ärztin kontaktieren oder so schnell wie möglich ins Krankenhaus fahren.

19. FRAGE

KÖNNEN UNGEBORENE KINDER SCHMERZEN SPÜREN?

a) Nein, die menschlichen Schmerzrezeptoren entwickeln sich erst nach der Geburt.

b) Nein, die höhere Intelligenz, die nötig ist, um Schmerz zu verstehen, entwickelt sich erst im Alter von sechs Monaten.

c) Ja, aber wahrscheinlich nur im dritten Trimester.

d) Ja, Schmerzen spürt man, sobald das Gehirn und die Wirbelsäule entwickelt sind, ungefähr ab der fünften Schwangerschaftswoche.

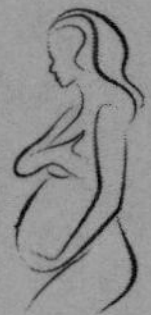

ANTWORT: C Wissenschaftler glauben, dass Föten Schmerzen spüren können. Aber Mark Rosen zufolge, dem Anästhesisten der University of California in San Francisco, der bei der ersten offenen pränatalen Operation dabei war, spüren sie erst ab der 30. Schwangerschaftswoche Schmerzen.

Über dieses Thema wird eine hitzige Debatte geführt, denn Abtreibungsgegner haben lange behauptet, dass Föten bereits in der 18. Woche Schmerzen spüren. Ärzte wurden dazu gedrängt, den Fötus bei einer Spätabtreibung unter Narkose zu setzen. Es stimmt, dass man beobachtet hat, dass Föten bereits in der 18. Woche bei der Berührung eines Skalpells zusammenzucken. Rosen beschreibt diese Reaktion allerdings als Reflex und nicht als Schmerzempfindung.

2005 haben Rosen und seine Kollegen 2000 medizinische Artikel ausgewertet. Sie sind zu dem Ergebnis gekommen, dass sich die Schmerzrezeptoren beim Fötus zwar bereits ab der achten Schwangerschaftswoche ausbilden, aber sich der Teil des Gehirns, der Informationen verarbeitet – wodurch der Fötus Schmerzen spüren und nicht nur darauf reagieren würde –, erst im dritten Trimester entwickelt.

20. FRAGE

WAS BRINGT DEIN BABY AM EHESTEN DAZU, ZU TRETEN?

a) Zehnmal auf und ab springen.

b) Etwas Süßes essen.

c) Mit einer Feder über den Bauch streichen.

d) Eis kauen.

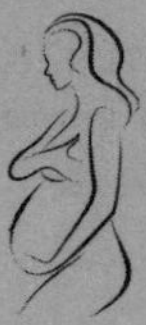

ANTWORT: B Vorausgesetzt, deine Schwangerschaft ist schon so weit fortgeschritten, dass du die Bewegungen deines Babys fühlen kannst - normalerweise zwischen der 16. und 22. Woche -, gibt es einige Dinge, die du tun kannst, um dein Baby zum Treten zu bringen.
Zum Beispiel:

- Iss Zucker: Nimm zuerst schnell verwertbare Kohlenhydrate zu dir, trink zum Beispiel ein Glas Orangensaft oder iss einen Schokoriegel, um dein Baby aufzuwecken. Danach solltest du langsam verwertbare Kohlenhydrate essen, zum Beispiel einen Bagel oder Brot, um das Baby lange genug wachzuhalten, damit du seine Bewegungen spüren kannst.
- Iss etwas Scharfes: Auch eine pikante Speise kann das Kleine in Wallung bringen.
- Mach Musik an: Press Kopfhörer auf deinen Bauch und drück Play. Ungeborene Kinder werden beim Klang von Melodien munter.
- Sitz still: Leg dich in einem stillen Raum eine Weile hin. Aller Wahrscheinlichkeit nach wirst du dein Baby in null Komma nichts spüren.
- Berühre deinen Bauch: Einige Babys reagieren, wenn man den Bauch tätschelt, pikt oder rüttelt.
- Sieh dir einen lauten Film an: Actionfilme mit vielen Explosionen können dafür sorgen, dass sich dein Baby bewegt.

21. FRAGE

WAHR ODER FALSCH:

SO ETWAS WIE EIN BABY, DAS IM MUTTERLEIB »ZU AKTIV« IST, GIBT ES NICHT.

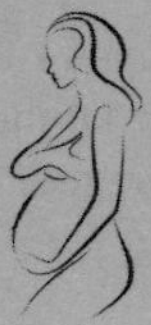

ANTWORT: WAHR Ein aktives Baby ist ein glückliches Baby. Man muss sich eher Sorgen machen, wenn man keine Bewegungen spürt.

Jedes Baby ist anders. Manche scheinen sich den ganzen Tag zu bewegen, während andere sich nur als Reaktion auf die Aktivitäten der Mutter bewegen - wenn sie zum Beispiel Zucker gegessen hat oder sich nach einem aktiven Tag ausruht.

Und denk daran, dass Babys sich auch bewegen, während sie schlafen. Auch wenn es sich so anfühlt, als wäre dein Baby immer wach, ist es das wahrscheinlich nicht.

Übrigens wurde bisher keine Verbindung zwischen der Aktivität im Mutterleib und der Aktivität nach der Geburt festgestellt. Nur weil das Kleine den ganzen Tag Radau in deinem Bauch macht, muss das nicht heißen, dass es dich als Hosenmatz auch so auf Trab halten wird.

22. FRAGE

IM MUTTERLEIB SEHEN BABYS:

a) Die Veränderung von hell und dunkel.

b) Alles, was sich fünf Zentimeter vor ihrem Gesicht befindet.

c) Nichts. Die Augen eines Babys öffnen sich erst nach der Geburt.

d) Nichts. Es ist im Mutterleib zu dunkel.

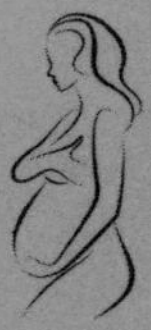

ANTWORT: A Die Augen eines Fötus öffnen sich ungefähr in der 28. Schwangerschaftswoche. Man weiß nicht genau, wie viel ein Fötus sehen kann, aber die Forscher sind sich einig, dass er wahrscheinlich schon etwas sieht. Studien haben gezeigt, dass sich ein Fötus ab der 30. Schwangerschaftswoche wegdreht, wenn man den Bauch der Mutter mit einem hellen Licht bescheint.

Aller Wahrscheinlichkeit nach sieht das Kleine nur Schattierungen. Seine Umgebung sieht entweder dunkel oder noch dunkler aus. Das ist vielleicht mit dem vergleichbar, was wir an einem sonnigen Tag mit geschlossenen Augen wahrnehmen. Vermutlich sieht das Baby ein Flimmern.

Ob ein Baby noch etwas anderes sieht - die eigenen Hände vor seinem Gesicht oder die Nabelschnur -, weiß man nicht. Allerdings haben Studien über Zwillingsschwangerschaften gezeigt, dass Zwillinge schon vor der Geburt interagieren. Das könnte ein Zeichen dafür sein, dass sie sich gegenseitig im Mutterleib sehen.

23. FRAGE

WAHR ODER FALSCH:

BABYS KÖNNEN IM MUTTERLEIB WEINEN.

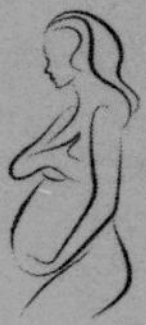

ANTWORT: WAHR Ultraschallbilder lassen vermuten, dass 28 Wochen alte Föten als Reaktion auf Geräuschreize still »weinen« können. Um das zu untersuchen, haben Forscher Töne mit 90 Dezibel aus einem Lautsprecher, der auf dem Bauch der Mutter platziert war, abgespielt und die Reaktionen mithilfe einer Ultraschalluntersuchung beobachtet. Es war eine sichtbare Reaktion zu erkennen, die dem Weinen eines Babys sehr ähnlich war. »Sogar die Unterlippe hat gezittert«, sagte der leitende Kinderarzt Ed Mitchell.

Laut weinen können Babys allerdings erst nach der Geburt. Im Mutterleib sind sie völlig vom Fruchtwasser umgeben und haben keine Luft in den Lungen, mit der sie Töne produzieren könnten. Erst nach der Geburt kann sich die Lunge voll ausbreiten und Luft aufnehmen, damit das Baby die ersten wunderbaren Schreie von sich geben kann.

24. FRAGE

WAHR ODER FALSCH:

WIE VIEL DU ISST, KANN DAS GESCHLECHT DEINES BABYS BESTIMMEN.

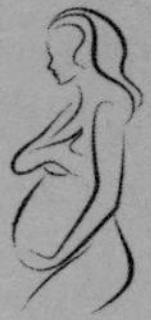

ANTWORT: WAHR Das ist keine allgemeingültige Regel, aber Untersuchungen haben gezeigt, dass Frauen, die zur Zeit der Empfängnis weniger Kalorien zu sich genommen haben, eher Mädchen bekommen haben als Frauen mit größerem Appetit.

Einer Studie der Universitäten von Exeter und Oxford zufolge war es für Frauen mit einer höheren Kalorienaufnahme wahrscheinlicher, einen Sohn zu gebären, als für Frauen, die nur wenig gegessen haben. Auch *was* man zur Zeit der Empfängnis isst, hat eventuell Einfluss auf das Geschlecht des Babys. Die Studie, für die 740 frischgebackene Mütter befragt wurden, legt nahe, dass eine kaliumreiche Ernährung eher Jungs hervorbringt. Außerdem stellte man einen Zusammenhang zwischen Frühstücksflocken und der Geburt von Söhnen fest. Allerdings ist nicht klar, ob das etwas mit den zusätzlichen Kalorien zu tun hatte oder mit den Frühstücksflocken an sich.

Aber fang jetzt nicht an zu hungern oder zu prassen. Die Studie hat keine Ursache-Wirkung-Beziehung festgestellt, was die Ernährung von Frauen und das Geschlecht ihres Babys angeht, sondern nur Verbindungen aufgezeigt. Die meisten Experten sind trotzdem der Meinung, dass die Chance, ein Mädchen oder einen Jungen zu bekommen, eigentlich immer noch fünfzig-fünfzig ist.

25. FRAGE

WAS PASSIERT, WENN ICH EIN WIRKLICH HEISSES BAD NEHME?

a) Deine Muskeln entspannen sich, wodurch sich der Uterus zusammenziehen kann – was wiederum Wehen auslösen kann.

b) Deine Körpertemperatur steigt, wodurch die Blutzufuhr zum Baby gemindert werden kann.

c) Dein Körper hört auf, Schwangerschaftshormone zu produzieren.

d) Dein Baby wächst schneller.

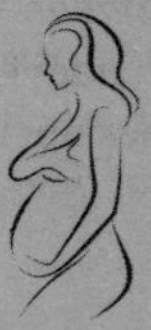

ANTWORT: B Du kannst ruhig ein Bad nehmen, aber das Wasser sollte nicht heißer als 38°C sein. Wenn das Wasser wärmer ist, kann es zu einer Überhitzung kommen, was deine Herzfrequenz steigern und den Blutfluss mindern kann. Und das bedeutet wiederum Stress für dein Baby.

Wo wir gerade darüber sprechen, du solltest alles vermeiden, wobei deine Körpertemperatur erheblich ansteigt. Also nichts mit Whirlpool, Wärmedecke, Sauna, Dampfdusche oder Sport im heißen Wasser. Eine heiße Dusche ist okay, weil dein Körper dabei anders als bei einem Bad nicht völlig vom Wasser umgeben ist.

Zeichen für eine Überhitzung sind Benommenheit oder Schwäche, Kältegefühl, extremer Durst und Übelkeit.

Besonders im ersten Trimester, wenn sich die Organe des Babys entwickeln, sind hohe Temperaturen gefährlich. Wenn du besonders vorsichtig sein willst, solltest du erst nach der 14. Schwangerschaftswoche wieder baden.

Wenn du bereits gebadet hast, brauchst du dir jetzt aber keine Sorgen zu machen. Studien haben gezeigt, dass die meisten Frauen aus der Wanne steigen, bevor ihre Körpertemperatur gefährlich hoch steigt, einfach weil sie sich unwohl fühlen. Wenn du dir trotzdem noch Sorgen machst, solltest du mit deinem Arzt oder deiner Ärztin darüber reden.

26. FRAGE

DARF ICH BADESALZE, BADEZUSÄTZE ODER BADEÖLE BENUTZEN?

a) Nein, die Inhaltsstoffe können die Fruchtblase schädigen.

b) Nein, die Inhaltsstoffe können in deinen Blutkreislauf geraten und Komplikationen verursachen.

c) Nein, die Inhaltsstoffe könnten deine Haut und Vagina reizen.

d) Ja, es ist okay, diese Produkte während der Schwangerschaft zu benutzen.

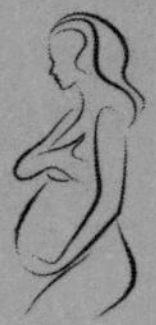

ANTWORT: C Solange dein Gebärmutterhals verschlossen und die Schleimhaut nicht eingerissen ist – was normalerweise bis kurz vor der Geburt der Fall ist –, besteht nicht die Gefahr, dass solche Produkte dein Baby erreichen.

Badezusätze können jedoch andere Probleme hervorrufen. Einige können den pH-Wert der Vagina verändern, wodurch das Wachstum der »guten« Bakterien vermindert und das der »schlechten« erhöht wird. Durch dieses Ungleichgewicht können Infektionen entstehen, zu deren Symptomen Hautreizungen, Ausfluss und ein unangenehmer Geruch gehören. Außerdem erhöht sich das Risiko einer Blasenentzündung, da Bakterien bei einer empfindlicheren Vagina eher in die Blase gelangen können. Manche Ärzte empfehlen, die Blase vor und nach einem Schaumbad zu leeren, um das Risiko einer Infektion zu verringern.

Und noch etwas: Bei einigen Frauen ist die Haut während der Schwangerschaft empfindlicher als sonst. Badezusätze, -öle oder -salze, die deine Haut früher weich und sexy gemacht haben, verursachen jetzt vielleicht Ausschläge und Hautreizungen. Benutz lieber einen Badezusatz für empfindliche Haut oder gar keinen.

27. FRAGE

WARUM WIRD VON MASSAGEN WÄHREND DES ERSTEN TRIMESTERS ABGERATEN?

a) Massagen können Gifte in deinem Körper freisetzen, die in dieser Zeit die Entwicklung des Babys beeinflussen können.

b) Du kannst dabei ohnmächtig werden.

c) Massagetherapeuten können für Massagen später in der Schwangerschaft mehr Geld verlangen.

d) Die Massagetherapeuten wollen nicht zur Verantwortung gezogen werden, falls es zu einer Fehlgeburt kommt.

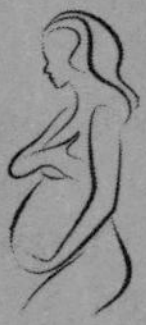

ANTWORT: D Das Reiben von bestimmten Körperteilen – Knöchel und Handgelenke – kann zwar die Wehen einleiten, aber Massagen während der Schwangerschaft dürften eigentlich keine Probleme verursachen, besonders nicht wenn jemand massiert, der Erfahrung mit der pränatalen Therapie hat.

Trotzdem bieten viele Therapeuten und Spas maßgeschneiderte Schwangerschaftsmassagen erst nach dem ersten Trimester an, denn im ersten Trimester passieren die meisten Fehlgeburten. Wenn eine Frau in den Tagen nach einer Massage eine Fehlgeburt hat, könnte man den Therapeuten dafür verantwortlich machen – auch wenn es sowieso zu einer Fehlgeburt gekommen wäre. Also sag deinem Massagetherapeuten, dass du in anderen Umständen bist.

Massagen während der Schwangerschaft haben viele Vorteile, zum Beispiel vermindern sie Angst, bringen Erleichterung bei Muskel- und Gelenkschmerzen, lassen Schwellungen zurückgehen und regen die Blutzirkulation an. Nicht zu empfehlen sind sie bei Risikoschwangerschaften und Frauen mit Präeklampsie (schwangerschaftsbedingte Hypertonie), ernsthaften Schwellungen, plötzlichen starken Kopfschmerzen oder ungewöhnlichen Blutungen.

Ansonsten ist nur wichtig, dass du dich wohlfühlt. Wenn du dazu neigst, dass dir schlecht wird, solltest du den Therapeuten bitten, auf das Massageöl zu verzichten.

28. FRAGE

IST EINE FUSSMASSAGE GEFÄHRLICH?

a) Ja, eine normale Fußmassage erhöht das Risiko einer Beckenendlage, wenn die Wehen einsetzen.

b) Wahrscheinlich ist eine Fußmassage ungefährlich, aber es gibt Druckpunkte am Fuß, die Wehen auslösen können.

c) Ja, bei einer Fußmassage können Wohlfühlhormone ausgeschüttet werden, die die Hirnchemie deines Babys verändern.

d) Nein, Fußmassagen während der Schwangerschaft sind harmlos.

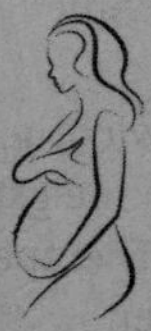

ANTWORT: B Es ist zwar unwahrscheinlich, dass ein einfaches Durchkneten der Füße Schaden anrichten wird, aber es gibt bestimmte Druckpunkte – an den Knöcheln und an der Innenseite der Ferse –, die, wenn sie auf eine ganz bestimmte Art gerieben werden, Kontraktionen auslösen können. Theoretisch können diese Kontraktionen die Wehen einleiten oder eine Fehlgeburt verursachen. Aber wenn derjenige, der dich massiert, sich nicht mit Akupressur auskennt, ist es unwahrscheinlich, dass das Reiben dieser Regionen mehr auslöst als ein Zittern der Uteruswände.

Sanfte Massagen, auch an diesen empfindlichen Stellen, sind okay. Eine Fußmassage ist eigentlich eine großartige Möglichkeit, Stress abzubauen oder gegen Müdigkeit anzukämpfen. Deine Füße arbeiten hart und müssen deine zusätzlichen Kilos rumtragen. Sie haben eine Massage verdient!

29. FRAGE

WELCHE HAUTPFLEGEPRODUKTE SOLLTE ICH MEIDEN?

a) Bestimmte Anti-Aging-Cremes und Kosmetika.

b) Hämorrhoiden-Creme.

c) Alle Produkte, die blaue Farbstoffe enthalten.

d) Alle Produkte, die Sonnenblocker enthalten.

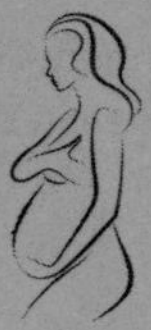

ANTWORT: A Da alles, was du zu dir nimmst und womit du deinen Körper einschmierst, Auswirkungen auf dein Baby haben kann, solltest du wissen, womit du dich eincremst. Das meiste Make-up und die meisten Cremes kann man bedenkenlos verwenden. Ein paar Kosmetika können allerdings für Mutter und Kind nicht so gut sein und sollten daher nur mit Vorsicht verwendet werden. Zu diesen Substanzen und Produkten gehören:

- Retinoide gegen Akne und Falten (Isotretinoin, Adapalen, Retin-A, Renova, Tretinoin, Retinsäure, Retinol, Retinyl Linoleate, Retinyl Palmitate, Tazaroten und Avage),
- Salicylsäure gegen Akne,
- Beta-Hydroxy-Säure (BHA), eine Form der Salicylsäure, die in Körperpeelings gegen Falten wirken soll,
- Selbstbräuner, die nicht getestet wurden, ob sie für Schwangere geeignet sind,
- Haarentfernungsprodukte, die die Haut vielleicht mehr reizen als vor der Schwangerschaft und
- Soja-basierte Produkte (unter anderem Lecithine, Phosphatidylcholine und strukturiertes Gemüseprotein), die die Haut dunkler machen und die sogenannte Schwangerschaftsmaske verschlimmern können – Produkte, die »aktives Soja« beinhalten, haben diesen Effekt nicht.

30. FRAGE

IST EIN BRAZILIAN WAXING GEFÄHRLICH?

a) Ja, das heiße Wachs kann deine Körpertemperatur erhöhen, was nicht gut für dein Baby ist.

b) Ja, die Chemikalien im Wachs sind ungesund.

c) Nicht wirklich, aber durch die Schwangerschaft ist deine Haut besonders empfindlich. Also wird das Waxing richtig wehtun.

d) Nein, aber du brauchst das Schamhaar, um den Uterus warm zu halten.

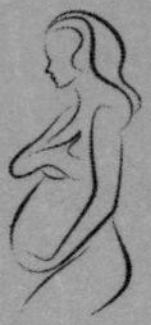

ANTWORT: C Ein Bikini Waxing tut deinem Baby nicht weh, aber dir wahrscheinlich schon, denn durch die gesteigerte Durchblutung deiner Haut ist diese empfindlicher. Deshalb wird das Waxing viel schmerzhafter sein als früher und es werden wahrscheinlich mehr Hautirritationen und geplatzte Adern auftreten. Um diese Probleme zu mildern, sollte man besser Kaltwachs verwenden, denn das ist sanfter zur Haut.

Was dein Baby betrifft, sollte die größte Sorge der Möglichkeit einer Infektion gelten, entweder durch unsterile Bedingungen oder kleine Hautabschürfungen, die durch das Wachsen entstanden sind. Achte darauf, dass die Einrichtung sauber ist und die Kosmetikerin eine frische Schüssel Wachs benutzt und keine bereits angefangene – denn die kann bereits mit Bakterien verunreinigt sein. Säubere danach die betreffenden Stellen gründlich mit warmem Wasser und Seife, bis die Rötungen und Reizungen nachlassen.

31. FRAGE

IST ES OKAY, DUFTKERZEN ANZUZÜNDEN?

a) Nein, weil bestimmte Düfte vorzeitige Wehen auslösen können.

b) Ja, aber du wirst den Geruch vielleicht nicht mehr wahrnehmen können.

c) Ja, aber sie können vorhandene Allergien verschlimmern oder dir wird schlecht von ihnen.

d) Nein, die Chemikalien sind ungesund für dein Baby.

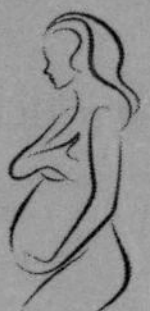

ANTWORT: C Von bestimmten Gerüchen wird dir vielleicht übel, weil du jetzt eine hochsensible Nase hast. Bei Düften, die süße Lebensmittel imitieren, ist es allerdings unwahrscheinlicher, dass dir schlecht wird. Da Allergien und Asthma sich während der Schwangerschaft manchmal verschlimmern, rufen deine Lieblingskerzen jetzt möglicherweise eine allergische Reaktion hervor, zum Bespiel brennende Augen und eine laufende Nase. Das liegt entweder an dem Duft an sich oder an dem Feinstaub, der sich in der Luft befindet, wenn man eine Kerze abbrennt. Brennende Kerzen tragen außerdem zu einer schlechten Luftqualität in Innenräumen bei. Um die Luft sauber zu halten, befolge diese Tipps:

- Benutze Bienenwachs- oder Sojakerzen (statt Paraffinkerzen).
- Meide Kerzen mit mehreren Dochten.
- Schneide den Docht auf einen halben Zentimeter herunter, bevor du die Kerze anzündest.
- Vermeide Zugluft, damit die Flamme klein und gleichmäßig brennt.
- Trenn dich von Kerzen, die Rußrückstände hinterlassen.
- Lüfte die Räume gut, in denen Kerzen brennen.
- Lass die Kerzen nicht länger als eine Stunde brennen.
- Achte darauf, dass der Docht bleifrei ist.

32. FRAGE

DARF ICH MEINE HAARE NOCH FÄRBEN?

a) Nur wenn du sie dir dunkler färbst.

b) Nur wenn du sie dir heller färbst.

c) Ja, aber benutze danach einen Conditioner, denn durch die Schwangerschaft sind deine Haare besonders trocken.

d) Ja, aber warte bis nach dem ersten Trimester.

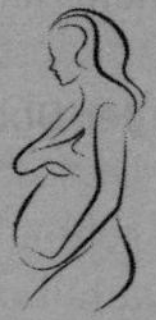

ANTWORT: D Die meisten Ärzte sind der Meinung, dass ein gelegentliches Auffrischen der Farbe kein Problem ist, allerdings wird empfohlen, bis nach dem ersten Trimester zu warten, wenn die Organe des Babys bereits entwickelt sind. Wenn man jedoch den ganzen Tag mit Haarfarben zu tun hat, ist das ein bisschen riskanter. Eine schwedische Studie, die zwischen 1973 und 1994 durchgeführt wurde, hat ergeben, dass bei Friseurinnen die Wahrscheinlichkeit, kleine Babys oder Babys mit Geburtsfehlern zu bekommen, ein wenig höher war. Diese Ergebnisse waren eventuell auch noch von anderen Faktoren beeinflusst, zum Beispiel dem vielen Stehen und Beugen, das der Job erfordert. Geh auf Nummer sicher und triff die folgenden Vorsichtsmaßnahmen:

- Trag Handschuhe, um nicht mit der Farbe in Berührung zu kommen.
- Färbe die Haare in einem gut gelüfteten Raum.
- Farbe nicht länger als empfohlen einwirken lassen.
- Denk über Highlights nach. Dabei kommt die Farbe nicht mit deiner Kopfhaut in Berührung und du nimmst keine Chemikalien auf.
- Benutz pflanzliche Haarfarbe, zum Beispiel Henna.

Du solltest nicht überrascht sein, wenn das Ergebnis dieses Mal anders als erwartet aussieht. Durch die hormonellen Veränderungen während der Schwangerschaft reagieren deine Haare anders auf die Chemikalien. Und da dein Haar während der Schwangerschaft schneller wächst, musst du vielleicht öfter als gewöhnlich nachfärben.

33. FRAGE

DARF ICH SELBSTBRÄUNER BENUTZEN?

a) Nein, Selbstbräuner lassen die Haut deines Babys altern.

b) Nein, Selbstbräuner enthalten Stoffe, die noch nicht gründlich erforscht wurden.

c) Ja, aber nur einmal die Woche.

d) Ja, aber deine Haut sieht danach vielleicht anders als erhofft aus.

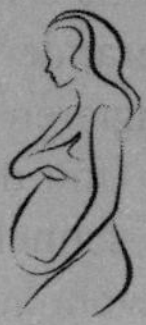

ANTWORT: B Es ist unwahrscheinlich, dass Selbstbräuner schädlich sind, aber diese Produkte wurden noch nicht ausreichend getestet, um zu wissen, ob sie nicht doch irgendwelche gesundheitlichen Probleme verursachen. Um auf der sicheren Seite zu sein, sollte man jedoch lieber auf die Benutzung von Selbstbräunern bis nach der Geburt verzichten.

Aber du solltest dich jetzt auch nicht gleich an den Pool in die Sonne legen. UV-Strahlen können die Aufnahme von Folsäure behindern, die wichtig für die Entwicklung des Gehirns und des Rückenmarks deines Babys ist. Außerdem ist deine Haut während der Schwangerschaft besonders empfindlich, sodass du dir schon nach kurzer Zeit einen Sonnenbrand holen kannst.

Das Beste ist, ganz natürlich zu bleiben und sich erst wieder zu bräunen, wenn man Mutter ist.

34. FRAGE

IST ES EINE SCHLECHTE IDEE, SICH DIE ZÄHNE BLEICHEN ZU LASSEN?

a) Nein, aber deine Zähne sind danach vielleicht anfälliger für Löcher.

b) Nein, aber deine Zähne werden eventuell nicht ganz so weiß.

c) Ja, es besteht das Risiko, dass die Chemikalien die Entwicklung deines Babys beeinflussen.

d) Du kannst es ruhig versuchen, aber die Spucke von werdenden Müttern enthält Schutzenzyme, durch die das Bleichen wirkungslos bleibt.

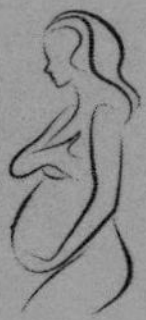

ANTWORT: C Es gibt noch nicht genügend Studien darüber, ob das Peroxid, das beim Bleaching verwendet wird, für einen Fötus schädlich ist. Deshalb raten die meisten Ärzte, die Behandlung bis nach der Geburt zu verschieben. Zahnweiß-Zahnpasta ist okay. Achte aber darauf, dass diese auch Fluoride enthält, denn während der Schwangerschaft bist du anfälliger für Karies und Zahnfleischerkrankungen.

Wenn du dich dafür entscheidest, deine Zähne professionell bleichen zu lassen, mach dich auf ein paar Unannehmlichkeiten gefasst. Die hormonellen Veränderungen während der Schwangerschaft können dein Zahnfleisch wund machen und anschwellen lassen. Die Chemikalien der Zahnbleiche können diese Symptome noch verstärken. Außerdem sind deine Zähne nach der Behandlung empfindlicher.

35. FRAGE

WAS SIND DIE GEFAHREN, WENN ICH IN DER SCHWANGERSCHAFT HIGH HEELS TRAGE?

a) High Heels können Schwindel hervorrufen.

b) Sie können deine Füße anschwellen lassen.

c) Sie können das Risiko von Blutgerinnseln erhöhen.

d) Es gibt keine. High Heels stärken vor der Geburt vielleicht sogar deine Beckenbodenmuskulatur.

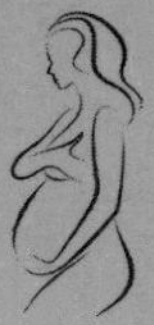

ANTWORT: B Während der Schwangerschaft pumpt dein Herz fünfzig Prozent mehr Blut und andere Flüssigkeiten durch deinen Körper, um dein Baby zu ernähren. Dadurch können deine Hände, Füße, Knöchel und Beine anschwellen – und das kann verschlimmert werden, wenn man den ganzen Tag auf den Zehenspitzen läuft, was man ja tut, wenn man High Heels trägt.

Wenn deine Füße bisher nicht angeschwollen sind, kannst du darauf wetten, dass sie es tun werden, wenn du sie in ein Paar Jimmy Choos steckst. Außerdem können hohe Schuhe die schwangerschaftsbedingten Rückenschmerzen verstärken.

Ein weiterer Grund, warum du dich von Stilettos fernhalten solltest: Du könntest hinfallen. Dein Bauch wächst und dein Schwerpunkt verändert sich. Ganz normale Aktivitäten wie Laufen werden immer schwieriger. Zieh lieber flache Schuhe an, bis dein Baby da ist.

Es gibt eine Ausnahme – abgesehen von einem wichtigen Date: Schuhe mit einem kleinen Absatz können die Symptome von Ischiasschmerzen lindern. Wenn du unter diesem schmerzhaften Zustand leidest, können Pumps dir eventuell helfen.

36. FRAGE

KANN EIN GENITAL- ODER BAUCHNABEL-PIERCING KOMPLIKATIONEN BEI DER SCHWANGERSCHAFT HERVORRUFEN?

a) Jedes noch nicht abgeheilte Piercing kann eine Infektion hervorrufen, die wiederum vorzeitige Wehen verursachen kann.

b) Ein Brustwarzenpiercing könnte Wehen auslösen.

c) Ein Schamlippenpiercing erhöht die Wahrscheinlichkeit, dass dein Damm während der Entbindung reißt.

d) Ein Bauchnabelpiercing kann beeinflussen, wie sich dein Bauch ausdehnt, während das Baby wächst.

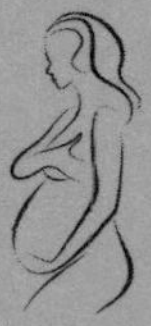

ANTWORT: A Abgeheilte Piercings sollten kein Problem darstellen. Aber du solltest jetzt lieber Schmuck aus Polytetrafluorethylen tragen – ein flexibler Kunststoff, der in der Medizin für Implantate verwendet wird. Um zu verhindern, dass die Löcher zuwachsen, kannst du den Schmuck auch durch eine saubere Angelschnur ersetzen.

Falls du ein neues Piercing hast, das noch nicht ganz abgeheilt ist, achte darauf, dass es sich nicht entzündet. Neue Piercings sind anfälliger für Infektionen, die im schlimmsten Fall sogar vorzeitige Wehen verursachen können. Wende dich an deinen Arzt oder deine Ärztin, wenn die Haut um das Piercing herum gerötet oder geschwollen ist, die Stelle schmerzt, warm ist oder eitert.

Wenn du Intimpiercings hast, nimm diese heraus, sobald die Wehen einsetzen. Und du solltest wissen, dass deine Piercinglöcher während der Entbindung reißen oder sich zumindest dehnen. Das gilt übrigens auch für Bauchnabel- und Nippelpiercings.

37. FRAGE

WARUM SOLLTE MAN SICH IN DER SCHWANGERSCHAFT KEIN BOTOX SPRITZEN LASSEN?

a) Es kann zu Komplikationen kommen.

b) Botox kann vorzeitige Wehen auslösen.

c) Du reagierst vielleicht empfindlicher darauf.

d) Alles zusammen.

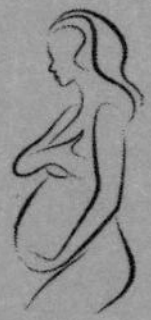

ANTWORT: D Den Herstellern zufolge sollte man Botox während der Schwangerschaft und Stillzeit nicht anwenden. Man sollte nicht vergessen, dass das »tox« in Botox für »toxin«, also Gift, steht. In kleinen Dosen bewirkt dieses Gift, dass Muskeln gelähmt werden. Daher sehen das Lächeln und die Stirn nach einer Injektion geglättet aus. In großen Dosen kann Botox schwere Krankheiten hervorrufen und sogar tödlich sein.

Die Mengen, die bei kosmetischen und medizinischen Behandlungen zum Einsatz kommen, gelten zwar als ungefährlich, aber es gibt keine Studien darüber, was für eine Wirkung Botox auf einen Fötus hat. Tierversuche verheißen jedoch nichts Gutes. Ärzte raten daher, dass man bis nach der Geburt und der Stillzeit warten soll, bevor man sich wieder eine Spritze geben lässt.

Das Gute ist, dass deine Haut während der Schwangerschaft von ganz allein glatter wird – dank der Wassereinlagerungen, der erhöhten Durchblutung und der Hormone. Du wirst also ganz natürlich strahlen.

38. FRAGE

WARUM WERDEN MEINE BRUSTWARZEN BRAUN UND RIESENGROSS?

a) Sie werden größer und dunkler, damit dein Neugeborenes sie leichter finden kann.

b) Deine Hormone lassen deine Haut dunkler werden, nicht nur an den Brustwarzen.

c) Die Nippel dehnen sich, weil deine Brüste wachsen.

d) Alles zusammen.

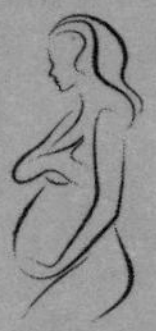

ANTWORT: D Während der Schwangerschaft werden die Bereiche der Haut, die sowieso schon etwas dunkler sind, noch dunkler, weil mehr Progesteron als sonst durch deinen Körper fließt. Zu diesen Bereichen gehören Leberflecke, Sommersprossen, der Warzenhof, die Brustwarzen und die schwache Linie, die vom Bauchnabel bis zum Schambein verläuft. Es ist unklar, wozu die Dunkelung der Haut dient, aber die meisten Ärzte sind sich einig, dass sie den schlecht sehenden Neugeborenen hilft, die Brustwarzen zu finden.

Die meisten dieser Veränderungen werden sich ein paar Monate nach der Entbindung wieder zurückbilden, es besteht allerdings die Möglichkeit, dass deine Nippel nicht mehr ganz zu der Farbe zurückkehren, die sie vor der Schwangerschaft hatten.

Das Wachstum der Brustwarzen ist auch damit zu erklären, dass deine Brüste wachsen. Während der Schwangerschaft wachsen die Brüste oft mindestens um eine Körbchengröße, wobei sich auch die Nippel dehnen. Wenn du erst einmal abgestillt hast, sollten deine Brüste und Brustwarzen wieder zu ihrer normalen Größe zurückkehren. Einige Frauen sagen allerdings, dass ihre Nippel ein wenig größer geblieben sind.

39. FRAGE

WARUM WACHSEN HAARE UM MEINEN BAUCHNABEL HERUM?

a) Die Schwangerschaftshormone sorgen dafür, dass die Haare dunkler und somit sichtbarer werden.

b) Die Tritte deines Babys stimulieren die Haarfollikel.

c) Die Schwangerschaftshormone lassen an allen möglichen unerwarteten Stellen Haare sprießen.

d) Du hattest dort schon immer Haare, hast sie aber erst entdeckt, als dein Bauch so dick wurde.

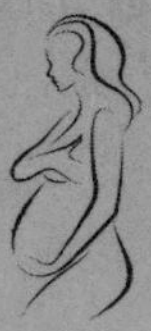

ANTWORT: C Die Schwangerschaft bringt viele neue haarige Probleme mit sich. Im Grunde wachsen dir mehr Haare an mehr Stellen. Dieses vermehrte Wachstum ist das Resultat des erhöhten Hormonspiegels in der Schwangerschaft. Es ist zeitlich begrenzt, beginnt normalerweise im ersten Trimester und hält die ganzen neun Monate an.

Zusätzlich zu den Haaren um deinen Bauchnabel entdeckst du vielleicht auch ungewöhnliche Haare im Gesicht, auf den Brüsten, Armen, Beinen und auf dem Rücken. Wenn dich deine neue Behaarung stören sollte, kannst du die Haare mit einer Pinzette oder mit Wachs entfernen. Verwende aber keine chemischen Haarentfernungsmittel, denn diese wurden noch nicht ausreichend für Schwangere getestet. Denk dran, dass die Haarentfernung schmerzhafter als gewöhnlich sein kann, weil deine Haut jetzt empfindlicher ist.

40. FRAGE

WIRD MEIN BAUCHNABEL EIN »OUTIE« BLEIBEN, WENN MEIN BABY ERST EINMAL DA IST?

a) Ja, deshalb haben alle Mütter »Outies«.

b) Nein, es gibt rezeptfreie Bauchnabelcremes, die die Veränderung rückgängig machen können.

c) Nein, dein Bauchnabel nimmt wieder seine alte Gestalt an, nachdem dein Baby geboren wurde.

d) Das ist bei jedem anders.

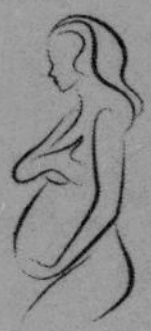

ANTWORT: D Dein Bauch wächst und dein Bauchnabel, der von innen mit der Bauchdecke verbunden ist, wölbt sich nach außen. Bei einigen Frauen ist die Veränderung gering, bei anderen wölbt sich der Bauchnabel so stark nach außen, dass man ihn sogar durch die Kleidung sieht.

Wie die meisten körperlichen Veränderungen, die während der Schwangerschaft auftreten, geht auch diese vorüber. Dein Bauchnabel sollte nach der Entbindung wieder zu seiner normalen Form zurückkehren – allerdings leicht gedehnt. Bei ein paar Frauen wird der Nabel aber nach außen gewölbt bleiben. Wenn er dich wirklich extrem stört, kann ein Schönheitschirurg deinen Nabel in einer Operation wieder verändern.

41. FRAGE

WAS PASSIERT BEI DER SCHWANGERSCHAFT MIT MEINEN BRUSTIMPLANTATEN?

a) Durch den wachsenden Bauch verrutschen sie vielleicht.

b) Nichts. Die Brüste wachsen ganz natürlich.

c) Die Implantate verhindern eventuell, dass die Brüste so wachsen, wie sie es normalerweise in einer Schwangerschaft tun.

d) Der Körper löst die Implantate vielleicht auf, während die Brüste auf die Milchproduktion vorbereitet werden.

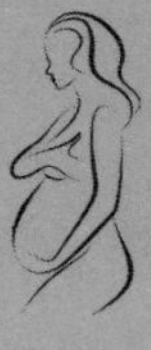

ANTWORT: B Implantate oder keine Implantate, deine Brüste werden größer, während dein Bauch wächst. Ausgelöst wird dieses Wachstum durch Wassereinlagerungen, Fett und die Reifung der Milchdrüsen. Die Position oder Struktur von Implantaten wird davon in keiner Weise beeinträchtigt werden.

Implantate können sogar von Vorteil sein. Der Verlust von Größe und Form der Brust nach der Schwangerschaft und Stillzeit – der sogenannte Hängebusen – ist bei Frauen mit Implantaten nicht so dramatisch. Wahrscheinlich liegt das daran, dass die Implantate nichts von ihrer ursprünglichen Größe oder Form verlieren. Auch mit Implantaten ist eine Veränderung sichtbar, nachdem man ein Kind bekommen hat, aber sie ist nicht ganz so augenscheinlich.

42. FRAGE

WARUM KANN NATURGELOCKTES HAAR IN DER SCHWANGERSCHAFT PLÖTZLICH GLATT WERDEN?

a) Die Schwangerschaftshormone verändern Haare und Haut.

b) Eine Dehydrierung, die in der Schwangerschaft recht verbreitet ist, lässt Locken schlaff und glanzlos erscheinen.

c) Dein Körper leitet alle Nährstoffe zu deinem Baby, wodurch dein Haar anders wächst.

d) Deine Haare sind einfach zu müde, um sich zu locken.

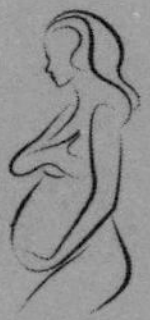

ANTWORT: A Die Hormone, die gebraucht werden, damit ein Fötus wachsen und sich entwickeln kann, sind ein starkes Gebräu und ein neunmonatiger »Bad hair day« ist nur eine Veränderung in einer langen Reihe von körperlichen Veränderungen, für die sie verantwortlich sind – und mit denen du fertig werden musst. Einige Frauen stellen fest, dass ihre Haare entweder dunkler oder heller werden. Andere erleben, wie ihre glatten Haare sich plötzlich locken. Und wieder andere merken, dass ihre Locken nun schlaff herunterhängen.

Deine Mähne wird nach der Geburt deines Babys sicher wieder seine alte Form annehmen. Für eine kleine Anzahl von Frauen ist die Veränderung jedoch von Dauer. Wenn das bei dir so sein sollte, versuch, deinen neuen Look zu genießen. Wenn du dir eine Dauerwelle machen lassen willst, um deine Löckchen wiederzubekommen, ist das wahrscheinlich ungefährlich. Trotzdem empfehlen die meisten Friseure, bis nach der Entbindung damit zu warten, da die Schwangerschaftshormone dafür sorgen, dass deine Haare anders als sonst auf die Chemikalien reagieren.

43. FRAGE

WAHR ODER FALSCH:

MAN KANN WÄHREND DER SCHWANGERSCHAFT NOCH SEINE TAGE BEKOMMEN.

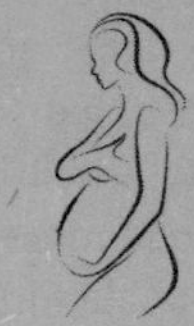

ANTWORT: FALSCH Blutungen oder Schmierblutungen sind während der Schwangerschaft ganz normal und kommen bei fast dreißig Prozent der werdenden Mütter vor. Aber diese sind kein Zeichen für eine Menstruation, sondern werden oft durch Folgendes ausgelöst:

- **IMPLANTATION:** Wenn sich die befruchtete Eizelle in die Gebärmutterschleimhaut einnistet, kommt es vielleicht zu der Zeit, in der deine nächste Periode fällig wäre, zu einer leichten Blutung. Solch eine Implantationsblutung dauert normalerweise nur einen oder zwei Tage an.
- **INFEKTIONEN:** Pilzinfektionen, bakterielle Vaginose und sexuell übertragbare Krankheiten können den Gebärmutterhals reizen und Schmierblutungen verursachen, besonders nach dem Sex oder einer Vaginaluntersuchung.
- **SEX:** Während der Schwangerschaft ist der Gebärmutterhals ziemlich empfindlich, wodurch es nach dem Sex zu leichten Blutungen kommen kann. Man sollte seinem Arzt oder seiner Ärztin davon erzählen, denn sie könnten auch ein Hinweis auf Placenta praevia sein, eine selten auftretende Fehllage der Plazenta, bei der der Geburtskanal teilweise oder ganz blockiert wird.

Blutungen können aber auch ein Zeichen für ernstzunehmendere Leiden sein, unter anderem für eine ektopische Schwangerschaft – die befruchtete Eizelle nistet sich außerhalb des Uterus ein –, plazentare Probleme oder eine Fehlgeburt. Wende dich an deinen Arzt, sobald Blutungen auftreten.

44. FRAGE

WARUM RIECHT MEIN URIN SO SELTSAM?

a) Die Exkremente deines Babys werden in deine Blase entleert.

b) Hormonelle Veränderungen beeinflussen deinen Körpergeruch.

c) Du urinierst so oft, dass der Urin nicht genug Zeit hat, seinen Geruch zu verlieren.

d) Du hast vielleicht eine sexuell übertragbare Infektion.

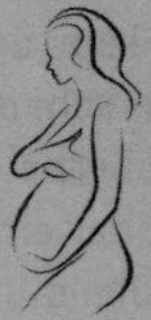

ANTWORT: B Falls du es noch nicht gemerkt hast, die Hormone, die die Entwicklung deines Babys vorantreiben, sind für allerhand Veränderungen verantwortlich. Leider sorgen sie auch dafür, dass dein Urin ein bisschen merkwürdig riecht. Und dein Urin ist nicht das Einzige, das unangenehm riechen kann. Der erhöhte Hormonspiegel kann auch den Geruch deines Körpers und deiner Vagina beeinflussen. Das ist zwar peinlich, geht aber vorbei. Wenn das Baby erst einmal da ist, normalisieren sich deine Gerüche wieder. Im Moment ist Duschen das Einzige, was du tun kannst. Aber benutz keine Vaginalspülungen oder Intimdeos – beides kann zu anderen Problemen führen.

Man sollte aber nicht vergessen, dass der veränderte Geruch auch andere Ursachen als nur die Hormone haben kann. Übelriechender Urin kann ein Zeichen für eine Harnwegsinfektion sein. Diese tritt während der Schwangerschaft häufiger auf, weil der Uterus direkt auf der Blase sitzt, was den Urinfluss hemmen und eine Infektion begünstigen kann. Wenn du Zweifel hast, wende dich an deinen Arzt oder deine Ärztin. Wenn man sie behandelt, stellt eine Harnwegsinfektion kein Risiko für den Fötus dar. Unbehandelte Infektionen können jedoch zu Nierenproblemen führen, die vorzeitige Wehen auslösen oder für ein geringes Geburtsgewicht verantwortlich sein können.

45. FRAGE

WARUM FÜHLT SICH MEIN MUND SO TROCKEN AN?

a) Wahrscheinlich bist du dehydriert.

b) Deine Speicheldrüsen funktionieren während der Schwangerschaft nicht so gut.

c) Du urinierst so häufig, dass dein Körper Flüssigkeit verliert.

d) Du hast keinen trockenen Mund, sondern dein Gehirn sagt dir nur, dass er es ist, damit du genug Wasser trinkst, um dein Baby zu ernähren.

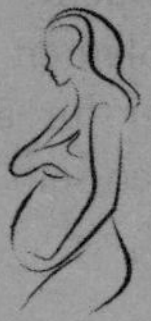

ANTWORT: A Während der Schwangerschaft pumpt dein Körper fünfzig Prozent mehr Blut und andere Flüssigkeiten durch deinen Körper, weshalb du vielleicht dehydriert und ständig durstig bist. Also trink mehr und vermeide so die Probleme, die eine Dehydrierung mit sich bringt: trockener Mund, Kopfschmerzen, Übelkeit, Krämpfe, Schwellungen und im allerschlimmsten Fall möglicherweise eine Frühgeburt. Ärzte empfehlen schwangeren Frauen, zehn bis zwölf Glas am Tag zu trinken, und noch mehr, wenn sie Sport treiben oder sich bei heißem Wetter draußen aufhalten.

Wenn du immer noch das Gefühl hast, du hättest Watte im Mund, können Lutschbonbons und zuckerfreie Kaugummi vielleicht helfen, deine Speicheldrüsen wieder in Schwung zu bringen.

46. FRAGE

BRINGT EINE VAGINALMASSAGE WÄHREND DER SCHWANGERSCHAFT VORTEILE?

a) Nein, Vaginalmassagen bringen keine Vorteile. Im Gegenteil, dabei können Bakterien in den Uterus gelangen.

b) Ja, eine Vaginalmassage kann deinen Orgasmus intensivieren.

c) Tägliche Vaginalmassagen können verhindern, dass dein Damm während der Entbindung reißt.

d) Vaginalmassagen sorgen dafür, dass die Geburt weniger schmerzhaft abläuft, aber nur wenn sie während der Wehen ausgeführt werden.

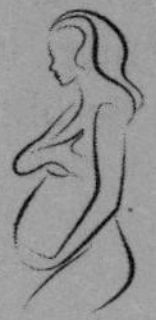

ANTWORT: C Damm-Massagen - das Dehnen der Haut zwischen der Vagina und dem Anus - wurden lange empfohlen, um ein Reißen oder einen Dammschnitt während der Entbindung zu vermeiden. Einige Studien haben gezeigt, dass die Massagen effektiv sind, in anderen konnten keine Vorteile festgestellt werden. Schaden kann es auf jeden Fall nicht. Aber Vorsicht: Frauen mit Herpesläsionen sollten keine Damm-Massagen durchführen. Befürworter empfehlen, in der 34. Schwangerschaftswoche mit den Massagen zu beginnen und sich täglich bis zum Entbindungstermin zu massieren. Und so geht es:

1. Setz oder leg dich nach einem Bad auf ein sauberes Handtuch.
2. Schmier deine Hände und deinen Damm - den Bereich zwischen der Vagina und dem Anus - großzügig mit Gleitmittel ein, zum Beispiel mit Vitamin-E-Öl. Führ beide Daumen ungefähr drei bis fünf Zentimeter in die Vagina ein.
3. Drück fest, aber sanft in Richtung des Anus und nach außen zu den Schenkeln, bis du eine Dehnung spürst. Du solltest einen Druck, ein Stechen oder ein Unbehagen spüren, aber es sollte nicht wehtun.
4. Bewege deine Daumen an den Seiten der Vagina drei oder vier Minuten lang vor und zurück, vermeide dabei die Berührung der Harnröhrenöffnung.

47. FRAGE

WARUM RIECHEN MEINE BLÄHUNGEN IN DER SCHWANGERSCHAFT SO ÜBEL?

a) Deine veränderte Ernährung kann dein Verdauungssystem aus dem Gleichgewicht bringen.

b) Dein schwangerer Körper verdaut die Mahlzeiten langsamer als gewöhnlich, weshalb das Essen im Darm mehr Zeit hat, zu gären und übelriechende Blähungen zu bilden.

c) Sie riechen nicht schlimmer als normal, deine Nase ist nur empfindlicher.

d) Dein Körper produziert mehr Exkremente.

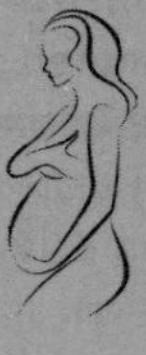

ANTWORT: B In der Schwangerschaft geht die Verdauung langsamer vonstatten und es kommt zu Verstopfungen, Blähungen und vermehrtem Aufstoßen. Je länger sich Essen in deinem Darm befindet, desto mehr Zeit hat es zu gären und Bakterien zu produzieren. Und Bakterien riechen unangenehm. Es gibt nicht viel, was du dagegen tun kannst, aber wenn du die folgenden Tipps beherzigst, werden die Blähungen vielleicht etwas weniger.

- VERMEIDE »BLÄHENDE« LEBENSMITTEL: Zwiebeln, Bohnen, Aprikosen, Blumenkohl, Broccoli und Rosenkohl können zu Blähungen führen, genauso wie kohlensäurehaltige Getränke.
- VERZICHTE AUF MILCH: Milchprodukte sorgen bei manchen Leuten dafür, dass sie einen fahren lassen. Wenn du weniger Milchprodukte zu dir nimmst, solltest du aber darauf achten, dass du Kalzium aus anderen Quellen beziehst – das ist wichtig für die Entwicklung deines Babys.
- KAU DEIN ESSEN LANGSAM UND GRÜNDLICH: Auf diese Weise verschluckst du beim Essen weniger Luft.
- HÖR AUF, KAUGUMMI ZU KAUEN: Wenn man Kaugummi kaut, schluckt man mehr Luft als normalerweise, was zu Blähungen führen kann.
- ISS MEHRERE KLEINE MAHLZEITEN STATT EINER GROSSEN: So kann das Essen verdaut werden, bevor Blähungen entstehen.
- NIMM EINEN STUHLWEICHMACHER EIN: Verstopfungen verursachen Blähungen. Wenn du diese behandelst, verringern sich die Blähungen.

48. FRAGE

WARUM SCHNARCHE ICH MEHR, SEIT ICH SCHWANGER BIN?

a) Du schläfst nicht mehr so tief wie früher und darum schnarchst du.

b) Durch die Schwangerschaft schwellen die Schleimhäute in deiner Nase und deinem Rachen an und deshalb schnarchst du.

c) Die zusätzlichen Pfunde verursachen das Schnarchen.

d) Du atmest für zwei und durch das Schnarchen kannst du mehr Sauerstoff aufnehmen.

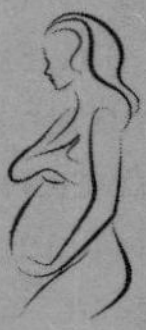

ANTWORT: B Durch die Hormone und die erhöhte Durchblutung schwellen die Schleimhäute in deiner Nase und deinem Rachen in der Schwangerschaft an. Deshalb schnarchst du nachts und hast am Tag oft eine verstopfte Nase. Manche Frauen haben während der Schwangerschaft auch häufig Nasenbluten.

Das ist ganz normal und geht vorbei. Wenn dein Baby erst einmal da ist, sollte die Nase wieder frei sein. Bis dahin kannst du vor dem Zu-Bett-Gehen ein Meersalz-Nasenspray benutzen, viel Wasser trinken und einen Luftbefeuchter in deinem Zimmer aufstellen.

49. FRAGE

WARUM FÜHLE ICH MICH SO HÄUFIG AUFGEBLÄHT?

a) Dein Baby hat Blähungen.

b) Dadurch dehnt sich deine Haut und dein Bauch kann besser wachsen.

c) Du hast zu viel gegessen.

d) Die Schwangerschaft verlangsamt deine Verdauung und deshalb fühlst du dich aufgebläht.

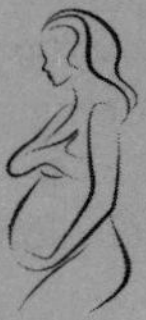

ANTWORT: D Blähungen sind in der Schwangerschaft ganz normal, da der erhöhte Progesteron-Spiegel dafür sorgt, dass sich die Muskeln des Magen-Darm-Trakts entspannen. Durch diese Entspannung wird der Verdauungsprozess verlangsamt, was wiederum zu Verstopfungen und Blähungen führt. Allerdings haben die Nährstoffe bei einer trägen Verdauung auch mehr Zeit, in den Blutkreislauf zu gelangen und dein Baby zu ernähren.

Versuch Folgendes, um die Blähungen zu mindern:

- Nimm täglich einen Stuhlweichmacher ein.
- Trink viel Wasser und keine kohlensäurehaltigen Getränke.
- Iss über den Tag verteilt kleinere Mahlzeiten.
- Kau das Essen gründlich.
- Meide Rosenkohl, Kohl, Spargel, Bohnen, Blumenkohl und gebratene und besonders fettige Speisen.
- Sitz beim Essen gerade, sodass dein Magen Platz zum Arbeiten hat.
- Mach nach dem Essen einen kleinen Spaziergang, um die Verdauung anzuregen.
- Nimm ein rezeptfreies Mittel gegen Blähungen ein, das Simeticon enthält.

Wende dich an deinen Arzt oder deine Ärztin, wenn der Bauchschmerz einseitig ist oder von plötzlicher Übelkeit und Erbrechen, Blutungen oder Durchfall begleitet wird. Dahinter könnte mehr stecken als nur Blähungen.

50. FRAGE

IST ES GEFÄHRLICH, AUF DEM BAUCH ZU SCHLAFEN?

a) Nein, aber es wird nicht mehr lange bequem für dich sein.

b) Ja, dabei wird der Uterus zusammengedrückt, wodurch das Wachstum deines Babys beeinträchtigt werden kann.

c) Ja, das kann deinem Baby die Luft nehmen.

d) Ja, so kann die Blutzufuhr zu deinen Beinen abgeschnitten werden.

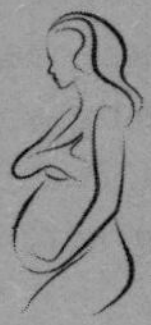

ANTWORT: A Es schadet deinem Baby nicht, wenn du auf dem Bauch schläfst, aber ab dem vierten oder fünften Monat wird dein Bauch ein zu großes Hindernis sein, sodass diese Schlafposition nicht mehr bequem für dich ist. Hast du schon mal versucht, auf einem Basketball zu schlafen? So fühlt sich das an.

Die beste Schlafposition während der Schwangerschaft ist die auf der linken Seite. Diese Position optimiert den Zufluss von Blut und Nährstoffen zum Uterus, weil das Gewicht des Babys so nicht auf den Hauptvenen liegt, die das Blut zurück zum Herzen bringen. Außerdem liegt der Uterus auf keinem deiner wichtigen Organe – auch nicht auf der Leber, die sich auf der rechten Seite befindet.

Wenn es dir schwerfallen sollte, auf der Seite liegen zu bleiben, leg dir ein Kissen zwischen die Knie und winkle die Beine leicht an. Du kannst auch ein Seitenschläferkissen kaufen, das dir helfen kann, die ganze Nacht auf der Seite zu liegen.

51. FRAGE

KÖNNEN STARKE VERSTOPFUNGEN SCHLECHT FÜR MEIN BABY SEIN?

a) Wenn genug davon da ist, kann verdichteter Stuhl gegen dein Baby drücken und sein Wachstum beeinflussen.

b) Wenn genug davon da ist, kann verdichteter Stuhl die Bewegungen deines Babys beeinträchtigen.

c) Stagnierender Stuhl kann Gifte in deinen Blutkreislauf freisetzen, die ungesund für dein Baby sein können.

d) Für dein Baby sind deine Verstopfungen kein Problem, aber für dich können sie zu einem Problem werden.

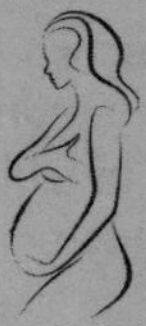

ANTWORT: D Über die Hälfte aller schwangeren Frauen leidet unter Verstopfungen, die durch die Verlangsamung des Verdauungsprozesses zustande kommen, der wiederum wichtig ist, damit dein Baby ordentlich ernährt wird. Ein paar Dinge kannst du tun, um dem entgegenzuwirken:

- Iss viele Ballaststoffe, zum Beispiel Vollkornbrot, Obst und Gemüse.
- Trink viel stilles Wasser, mindestens zehn bis zwölf Glas am Tag.
- Treib Sport, das kann die träge Verdauung wieder auf Trab bringen.
- Nimm täglich einen Stuhlweichmacher mit Simeticon ein – einige pränatale Vitamine beinhalten diesen Wirkstoff bereits.
- Nimm weniger oder keine Eisenpräparate zu dir, denn zu viel Eisen kann Verstopfungen verschlimmern. Eisen wird genug über die Nahrung und die normalen pränatalen Vitamine aufgenommen.

Versuch während des Stuhlgangs, nicht zu hart zu pressen, denn dadurch kannst du den Gebärmutterhals reizen, was zu Schmierblutungen führen kann. Das ist nicht gefährlich für dein Baby, kann aber irritierend sein. Beharrliches Pressen kann auch zu Hämorrhoiden führen – eine schmerzhafte Angelegenheit. Such deinen Arzt oder deine Ärztin auf, wenn du unter Verstopfungen leidest, die mit Bauchschmerzen und Durchfall einhergehen, denn diese Symptome könnten ein Hinweis auf etwas Ernsthafteres sein.

52. FRAGE

WARUM FÜHLEN SICH MEINE BRUSTWARZEN MANCHMAL SO AN, ALS WÜRDEN SIE BRENNEN?

a) Deine Brüste beginnen, Milch zu produzieren.

b) Deine Brüste wachsen und das hinterlässt ein brennendes Gefühl.

c) Die Brüste werden stärker durchblutet, wodurch sie empfindlicher sind.

d) Dein BH ist zu eng.

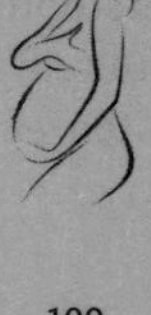

ANTWORT: C Dafür kannst du deine Hormone verantwortlich machen – wie für so vieles in der Schwangerschaft. Durch den erhöhten Östrogen- und Progesteronspiegel sind die Brüste besser durchblutet und reagieren dadurch empfindlicher auf Berührungen. Brennende, juckende, empfindliche und pochende Brustwarzen sind ganz normale Beschwerden in der Schwangerschaft.

Du wirst auch bemerken, dass deine Brüste wachsen und deine Warzenhöfe dunkler werden. Das sind gute Zeichen dafür, dass dein Körper dich auf das Muttersein vorbereitet.

Du solltest einen bequemen BH – am besten aus Baumwolle – oder gar keinen tragen, denn Klamotten, die an deinen Brüsten reiben, verschlimmern die Schmerzen noch. Wärme ist auch ganz hilfreich, denn das brennende Gefühl verstärkt sich, wenn deine Nippel hart oder kalt werden.

53. FRAGE

WARUM TUT ES SO WEH, MORGENS AUFZUSTEHEN?

a) Dein Baby drückt dich nieder.

b) Da Schlaf während der Schwangerschaft so wichtig ist, sagt dir dein Körper auf diese Weise, dass du im Bett bleiben sollst.

c) Du hast dir wahrscheinlich einen Bauchmuskel gezerrt.

d) Die Bänder, die deinen Uterus stützen, werden gedehnt.

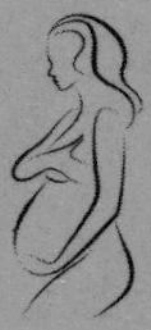

ANTWORT: D Was du spürst, sind Schmerzen am runden Gebärmutterband – ein kurzer stechender Schmerz, ein dumpfer Schmerz im Unterbauch oder in der Leistengegend. Das passiert, wenn die Gebärmutterbänder sich in der Schwangerschaft dehnen.

Diese Schmerzen treten normalerweise im zweiten und dritten Trimester auf, wenn man abrupt seine Position verändert, sich im Bett auf die andere Seite rollt oder nach dem Schlafen oder Sitzen aufsteht. Auch ein Husten oder Lachen kann diese Schmerzen auslösen.

Wie kannst du also aufstehen, ohne zusammenzuzucken? Mach es ganz langsam. Roll dich auf die Seite, lass die Beine aus dem Bett hängen und stemm dich mit den Armen langsam in eine sitzende Position. Dann stell dich hin.

Wenn du bei anderen Gelegenheiten Bauchschmerzen hast – oder der Schmerz von Krämpfen, Blutungen, Fieber oder Schüttelfrost begleitet wird –, wende dich sofort an deinen Arzt oder deine Ärztin. Das könnte ein Zeichen für etwas Ernsthafteres sein, zum Beispiel für eine ektope Schwangerschaft.

54. FRAGE

IST ES OKAY, ES SICH ZU VERKNEIFEN, WENN MAN AUF DIE TOILETTE MUSS?

a) Nein, deine überfüllte Blase kann gegen das Baby drücken.

b) Nein, das kann eine Infektion zur Folge haben.

c) Du kannst es dir verhalten, aber nicht öfter als einmal am Tag.

d) Du solltest es sogar tun – das kann deine Blasenmuskeln stärken.

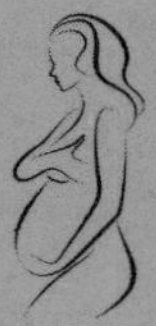

ANTWORT: B Geh auf die Toilette, wenn du musst. Wenn sich der Urin zu lange in deiner Blase befindet, können Bakterien wachsen und das Risiko einer Harnwegsinfektion erhöht sich. Solche Infektionen sind während der Schwangerschaft normal, weil deine Blase zusammengedrückt wird und unter ständigem Druck von deiner wachsenden Gebärmutter steht. Obwohl sie normal sind, sollten diese Infektionen umgehend behandelt werden. Wenn sie unbehandelt bleiben, können sie zu Niereninfektionen führen, was für dich und dein Baby problematisch werden kann.

Es gibt noch einen Grund, warum man es sich nicht verhalten sollte: Eine entzündete Blase kann den Uterus reizen und Wehen auslösen, was im schlimmsten Fall zu einer Frühgeburt führen kann.

55. FRAGE

WARUM JUCKT MEINE HAUT WÄHREND DER SCHWANGERSCHAFT SO?

a) Dein Körper hat vielleicht eine allergische Reaktion auf deine Schwangerschaft.

b) Deine Haut dehnt sich.

c) Wenn man schwanger ist, kann die Haut die Temperatur nicht ordentlich regulieren.

d) Du liegst vielleicht in den Wehen.

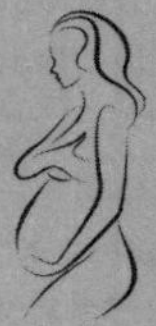

ANTWORT: B Juckreiz ist ein häufiges Phänomen in der Schwangerschaft. Besonders am Bauch und an den Brüsten juckt es, weil die Haut sich dort dehnt und straff wird. Hormonelle Veränderungen verstärken das Problem möglicherweise noch. Man kann aber einiges tun, um den Juckreiz zu lindern:

- Vermeide heiße Duschen, nimm stattdessen warme Haferflockenbäder.
- Crem dich gründlich mit Feuchtigkeitslotion ohne Duftstoffe ein – einige Düfte können deine Haut noch mehr reizen.
- Trink täglich zehn bis zwölf Glas Wasser.
- Benutz milde Seifen, um deine Haut zu reinigen.

Wenn der Juckreiz unerträglich wird, solltest du dich an deinen Arzt oder deine Ärztin wenden. Ein bisschen Jucken ist normal, aber starkes Jucken der Hände und Füße oder ein Jucken, das von Übelkeit, Erbrechen, hellem Stuhlgang, Müdigkeit und einer Gelbfärbung der Haut begleitet wird, kann ein Zeichen für schwangerschaftsbedingte Cholestase sein – eine verbreitete Leberkrankheit, die zu einem fötalen Gefahrenzustand oder einer Frühgeburt führen kann.

Andere Gründe für einen Juckreiz können Prurigo, ein ungefährlicher, aber lästiger Ausschlag, Pruritische urticarielle Papeln und Plaques der Schwangerschaft (PUPPP), ein genauso ungefährlicher Ausschlag, der am Bauch beginnt und sich dann über den restlichen Körper ausbreitet, oder Nebenwirkungen von Hautpflegeprodukten sein.

56. FRAGE

WAHR ODER FALSCH:

MAN SOLLTE WÄHREND DER SCHWANGERSCHAFT KEINE BÜGEL-BHS TRAGEN, WEIL DIESE DAS WACHSTUM DER BRÜSTE BLOCKIEREN KÖNNEN.

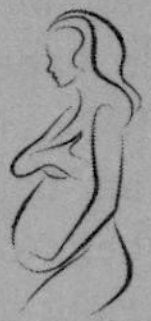

ANTWORT: FALSCH Es ist völlig okay, in der Schwangerschaft Bügel-BHs zu tragen. Wenn der BH richtig passt, behindert er das Wachstum der Brüste nicht. Außerdem wirst du feststellen, dass deine Brüste den zusätzlichen Halt vielleicht brauchen, wenn sie größer werden – und das werden sie.

Abgesehen davon sind Bügel aber eventuell unbequem, besonders im dritten Trimester, wenn dein Bauch bis unter deinen Brustkorb anschwillt. Der Bügel schneidet dann vielleicht jedes Mal, wenn du dich hinsetzt, in deinen Bauch.

Versuch, einen stützenden BH ohne Bügel zu tragen – zum Beispiel einen Sport-BH –, und überleg dir, ob du dir nicht einen Vorrat an Still-BHs zulegen willst, die du sowieso brauchst, wenn du später stillen möchtest. Da Bügel während des Stillens eventuell zu verstopften Milchgängen führen können, haben die meisten Still-BHs keine.

Egal für welche Art BH du dich entscheidest, kauf ihn in verschiedenen Größen. Deine Brüste werden sich während der Schwangerschaft ziemlich stark verändern. Manche Frauen sagen, dass sie für jedes Trimester einen anderen BH brauchen.

57. FRAGE

KANN EINE GRIPPE MEINEM BABY SCHADEN?

a) Nein, eine Grippe ist für dich gefährlicher als für dein Baby.

b) Nein, Mutter und Kind sind vor einer Grippe durch das Immunsystem der Schwangeren geschützt, weil das während der Schwangerschaft stärker ist.

c) Ja, dein Baby wird dann vielleicht mit einer schlimmeren Form der Grippe geboren werden.

d) Ja, dein Baby kann sich über die Nabelschnur bei dir anstecken.

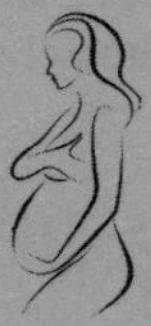

ANTWORT: A Die Schwangerschaft schwächt dein Immunsystem, weshalb du dir leichter eine Grippe einfangen kannst und anfälliger für Komplikationen bist. Es erhöht sich zum Beispiel das Risiko einer Lungenentzündung, weil dein Herz und deine Lunge geschwächt sind.

Dein Baby wird sich nicht bei dir anstecken, aber das heißt nicht, dass eine Grippe ungefährlich ist. Studien haben gezeigt, dass anhaltendes Fieber bei Müttern, besonders zwischen der dritten und siebten Schwangerschaftswoche, zu Geburtsfehlern führen kann. Wenn du Fieber hast, solltest du sofort fiebersenkende Maßnahmen ergreifen: Nimm ein kaltes Bad, trink etwas Kaltes und versuch, eine Dehydrierung zu vermeiden. Bestimmte Medikamente gegen Grippe kann man in der Schwangerschaft ruhig nehmen, besonders wenn der Nutzen größer ist als ein mögliches Risiko. Klär dies aber auf jeden Fall vorher mit deinem Arzt oder deiner Ärztin ab.

Wenn du noch keine Grippe hattest, ist jetzt ein guter Zeitpunkt, dich impfen zu lassen. Ärzte empfehlen, dass sich alle schwangeren Frauen zu Beginn der Grippesaison impfen lassen. Die Impfung ist ungefährlich, außer du hast sie in der Vergangenheit schon einmal nicht vertragen oder bist allergisch auf Hühnereiweiß.

58. FRAGE

KANN STARKES HUSTEN MEIN BABY STÖREN?

a) Ja, es könnte vorzeitige Wehen auslösen.

b) Es kann dem Baby Sauerstoff entziehen.

c) Es kann das Gehör deines Babys beeinträchtigen.

d) Nein. Dein Husten ist kein Problem für dein Baby.

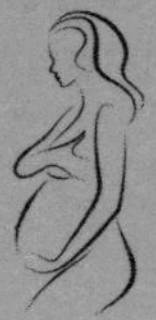

ANTWORT: D Du kannst durchs Husten keine Wehen oder gar eine Fehlgeburt auslösen. Dein Bauch tut weh, weil sich deine Bauchmuskeln verkrampfen. Deinem Baby schadet das nicht, aber dein Bauch fühlt sich vielleicht so an, als hättest du zu viele Sit-ups gemacht.

Versuch, die Symptome zu bekämpfen, indem du Hustenbonbons lutschst und besonders viel trinkst, um die Schleimabsonderungen, die den Husten verursachen, zu verdünnen. Wenn das alles nicht hilft, kannst du Hustenmedikamente mit Guaifenesin einnehmen – frag aber zuerst deinen Arzt oder deine Ärztin. Vermeide Erkältungsmittel, die Alkohol enthalten, und nimm keine Dekongestiva ein, die Pseudoephedrin oder Phenylephrin enthalten. Beides kann die Blutzufuhr zur Plazenta beeinträchtigen. Wenn du neben Husten auch Fieber und Halsschmerzen hast, wende dich an deinen Arzt oder deine Ärztin. Möglicherweise hast du eine Halsentzündung oder eine Nebenhöhlenentzündung, die man mit Antibiotika behandeln kann.

59. FRAGE

KANN ICH MEIN BABY MIT EINER PILZINFEKTION ANSTECKEN?

a) Nur wenn das Baby während der Entbindung in Kontakt mit den Pilzen kommt.

b) Nur wenn die Infektion unbehandelt bleibt.

c) Nur im ersten Trimester. Danach ist das Baby durch die Plazenta geschützt.

d) Nein, nur Erwachsene können Pilzinfektionen bekommen.

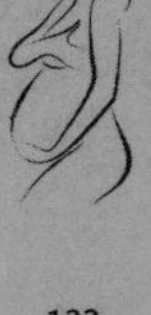

ANTWORT: A Wegen der hormonellen Veränderungen treten Pilzinfektionen während der Schwangerschaft häufiger auf als zu jedem anderen Zeitpunkt im Leben einer Frau. Zu den Symptomen gehören ein dicker weißlicher oder hellgelber Ausfluss, der vielleicht ein bisschen unangenehm riecht, Rötungen, Hautreizungen oder ein Juckreiz sowie ein Brennen beim Urinieren oder beim Sex. Ein Baby kann sich bei der Vaginalgeburt mit einer Pilzinfektion anstecken. Es kann eine Pilzinfektion im Mund bekommen, Soor genannt, die man leicht mit Medikamenten behandeln kann.

Behandle deine Pilzinfektion mit rezeptfreien Salben und Zäpfchen. Befolge diese Tipps, um wiederkehrende Infektionen zu vermeiden:

- Trag atmungsaktive Kleidung und Baumwollunterwäsche.
- Trockne deine Vagina nach dem Baden ab.
- Wisch dich nach dem Toilettengang von vorn nach hinten ab.
- Sitz nicht in nassen Klamotten rum.
- Benutz keine Intimdusche und keine Vaginalsprays. Diese können den pH-Wert deiner Vagina aus dem Gleichgewicht bringen.
- Iss Joghurt oder trink täglich Sauermilch.
- Reduziere deinen Zuckerkonsum, denn Zucker fördert das Wachstum der Pilze.

Wende dich an deinen Arzt oder deine Ärztin, bevor du mit einer Behandlung beginnst, um sicherzugehen, dass du auch eine Pilzinfektion und nicht etwas anderes hast.

60. FRAGE

WAHR ODER FALSCH:

WENN ICH ASTHMA HABE, BEKOMMT MEIN BABY VIELLEICHT NICHT GENUG SAUERSTOFF.

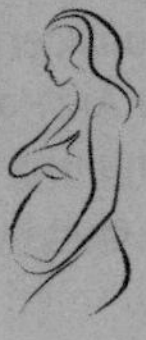

ANTWORT: WAHR Asthma ist während der Schwangerschaft relativ häufig, sieben Prozent der Schwangeren sind davon betroffen. Wenn sie richtig behandelt werden, können asthmatische Frauen ganz normale Schwangerschaften haben. Aber wenn es unbehandelt bleibt, kann Asthma eine Menge Probleme für dein Baby verursachen, unter anderem Wachstumshemmungen - das Baby ist kleiner als normal -, eine Frühgeburt und in ganz schlimmen Fällen den Tod. Für dich kann es auch problematisch werden - Asthma kann zum Beispiel hohen Blutdruck, Übelkeit und Erbrechen, Präeklampsie (eine Erkrankung, die die Nieren, das Gehirn, die Leber und die Augen der Mutter schädigen kann) und Probleme bei der Entbindung hervorrufen.

Die meisten Asthmamedikamente kann man während der Schwangerschaft bedenkenlos einnehmen. Bitte deinen Arzt oder deine Ärztin um eine monatliche Untersuchung deiner Lunge und regelmäßige Überprüfungen, ob dein Baby genug Sauerstoff bekommt. Nach der 28. Schwangerschaftswoche ist es auch eine gute Idee, täglich die Tritte deines Babys zu zählen - es sollten zehn Tritte alle zwei Stunden sein - und das Wachstum des Babys regelmäßig mit Ultraschall zu untersuchen. Wende dich an deinen Arzt oder deine Ärztin, wenn du einen Asthmaanfall hast. Er oder sie wird dann sicher den Herzschlag und die Lungenfunktion deines Babys untersuchen, um sicherzugehen, dass es während deines Anfalls genug Sauerstoff bekommen hat.

61. FRAGE

KANN ES MEINEM BABY ETWAS ANHABEN, WENN ICH VON EINER BIENE GESTOCHEN WERDE?

a) Nur wenn dir der Stich wehtut – denn dein Baby spürt deinen Schmerz.

b) Nur wenn du allergisch auf Bienenstiche bist.

c) Nur wenn du in den Bauch gestochen wurdest.

d) Nein, Bienenstiche können dir und deinem Baby nichts anhaben.

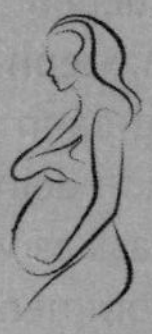

ANTWORT: B Allergien entwickeln sich erst nach der Geburt, also brauchst du dir keine Sorgen zu machen, dass ein Stich deinem Fötus wehtut. Aber wenn du einen anaphylaktischen Schock erleidest, ist das nicht nur für dich gefährlich. Eine schwere Anaphylaxie kann deine Atemwege verengen, was die Sauerstoff- und Blutzufuhr zum Fötus verringern kann.

Frauen mit einer schlimmen Bienenallergie sollten immer ein Medikament für den Notfall dabeihaben, ob sie nun schwanger sind oder nicht. Es ist ungefährlich, eine Anaphylaxie während der Schwangerschaft mit EpiPen zu behandeln und es könnte dein Leben retten.

Schwache Allergien – bei denen ein Stich zu einer Beule führt – stellen keine Gefahr für den Fötus dar. Wenn diese Reaktion dich stört oder einen starken Juckreiz auslöst, kannst du sie mit Antihistaminika behandeln.

62. FRAGE

WELCHE KRÄUTER SOLLTE ICH WÄHREND DER SCHWANGERSCHAFT MEIDEN?

a) Kanadische Gelbwurz, Polei-Minze und Echtes Johanniskraut.

b) Meerträubel, Ginkgo und Yohimbin.

c) Alle unter a und b.

d) Kräuter sind während der Schwangerschaft harmlos, außer wenn sie mit illegalen Drogen gemischt werden.

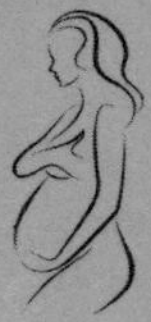

ANTWORT: C Die meisten Ärzte empfehlen, in der Schwangerschaft auf alle Kräuterheilmittel zu verzichten – nicht weil sie schlecht für dich sind, sondern weil sie nicht in klinischen Studien geprüft wurden. Das heißt, dass sie nicht den gleichen strengen Kontrollen unterliegen wie verschreibungspflichtige Medikamente.

Einige Naturheilmittel sind wahrscheinlich okay – Ingwer und Pfefferminze sind zum Beispiel toll gegen Übelkeit –, aber einige sind tabu. Der Natural Medicine Database zufolge enthalten die folgenden Kräuter Stoffe, die dem Fötus schaden könnten:

- Sägepalme
- Kanadische Gelbwurz
- Engelswurz
- Meerträubel
- Yohimbin
- Trauben-Silberkerze
- Blauer Hahnenfuß
- Römische Kamille
- Polei-Minze
- Ginkgo
- Echtes Johanneskraut

Wie immer solltest du mit deinem Arzt oder deiner Ärztin reden, bevor du irgendwelche Medizin oder Kräuter einnimmst.

63. FRAGE

WAHR ODER FALSCH:

ES IST SCHLECHT FÜR MEIN UNGEBORENES BABY, WENN ICH JEDEN TAG EINE TASSE KAFFEE TRINKE.

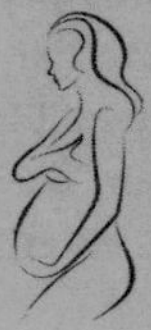

ANTWORT: FALSCH March of Dimes zufolge können schwangere Frauen oder Frauen, die schwanger werden wollen, bedenkenlos 200 Milligramm Koffein pro Tag zu sich nehmen. Das sind ein bis zwei Tassen Kaffee – normale und keine Jumbotassen. Eine Studie von 2008 belegt, dass bei Frauen, die täglich mehr Koffein zu sich nehmen, das Risiko einer Fehlgeburt zweimal so hoch ist wie bei Frauen, die kein Koffein zu sich nehmen. Folgende Dinge enthalten neben Kaffee Koffein:

- COCA-COLA (0,33-Liter-Dose): ca. 35 mg
- RED BULL (250-Milliliter-Dose): ca. 76 mg
- SCHWARZTEE (200 Milliliter): ca. 40–120 mg
- STARBUCKS CHAI LATTE (450 Milliliter): ca. 100 mg
- LÖSLICHER EISTEE (1 Teelöffel): ca. 27 mg
- KAFFEEEIS (200 Gramm): ca. 50–60 mg
- ZARTBITTERSCHOKOLADE (40 Gramm): ca. 31 mg
- MILCHSCHOKOLADE (40 Gramm): ca. 6 mg

Wenn du denkst, es ist besser, entkoffeinierten Kaffee zu trinken, liegst du falsch: Viele Hersteller entkoffeinieren Kaffeebohnen, indem sie Dichlormethan verwenden, das im Verdacht steht, in hohen Dosen krebserregend zu wirken. Die FDA, die behördliche Lebensmittelüberwachung und Arzneimittelzulassungsbehörde der USA, sagt, dass chemisch behandelter entkoffeinierter Kaffee ungefährlich ist, aber vielleicht solltest du dich doch lieber für Sorten entscheiden, die stattdessen mit dem Schweizer-Wasser-Prozess entkoffeiniert wurden.

KÖNNEN PUTZMITTEL GEFÄHRLICH FÜR MEIN BABY SEIN?

a) Bleiche kann gefährlich sein.
b) Ammoniak kann gefährlich sein.
c) Chlor kann gefährlich sein.
d) Nein, es ist unwahrscheinlich, dass Putzmittel deinem Baby schaden.

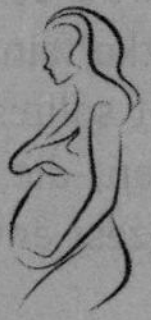

ANTWORT: D March of Dimes zufolge ist es unwahrscheinlich, dass Produkte, die Chlor, Bleiche oder Ammoniak enthalten – übliche Inhaltsstoffe von Reinigungsmitteln –, bei normalem Gebrauch einem ungeborenen Baby schaden. Allerdings kann der Geruch dieser Mittel bei dir eine leichte Übelkeit auslösen. Also lüfte dein Zuhause gut, wenn du sauber machst.

Um ganz sicherzugehen, solltest du Gummihandschuhe tragen, damit du so wenig wie möglich mit den Chemikalien in Kontakt kommst. Oder entscheide dich für natürliche Putzmittel wie Natron und Essig, mit denen man Fett und Schmutz auch gut loswerden kann.

Ob du nun schwanger bist oder nicht, mische nie Ammoniak mit Chlor oder Bleiche. Eine solche Mischung kann Chlorgas entstehen lassen, ein giftiger Rauch, der dir, deinem Baby und jedem anderen, der ihn einatmet, schaden kann.

65. FRAGE

WAHR ODER FALSCH:

LUFTERFRISCHER SIND NICHT GUT FÜR MEIN UNGEBORENES KIND.

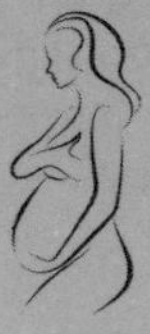

ANTWORT: WAHR Lufterfrischer riechen vielleicht gut, sind aber nicht so gut für das Kleine. Einer britischen Studie mit 14.000 schwangeren Frauen zufolge litten die Kinder der Frauen, die während der Schwangerschaft täglich Lufterfrischer und Raumsprays benutzt hatten, als Säuglinge und Kleinkinder öfter unter Durchfall und Ohrenschmerzen als andere.

In einer Studie des Natural Resources Defense Council von 2007 kam man zu der Schlussfolgerung, dass viele Lufterfrischer Phthalate, sogenannte Weichmacher, enthalten – Chemikalien, die den Testosteronspiegel und die Entwicklung der Geschlechtsorgane beeinflussen und unter anderem zu einer verminderten Spermaproduktion führen können. Ärzte warnen am meisten davor, dass man zwischen der 8. und 15. Schwangerschaftswoche Phthalaten ausgesetzt ist. Das ist die Zeit, in der sich die Geschlechtsorgane entwickeln.

Wie kann man sein Zuhause frisch riechen lassen, ohne die Luft zu verpesten?

- Platziere kleine Schalen mit Natron oder ein wenig Essig mit Zitronensaft im ganzen Haus und schaff dir ein paar Topfpflanzen an.
- Lass ein bisschen Essig auf dem Herd köcheln, während du kochst, um den Geruch stark riechender Speisen abzuschwächen.
- Wirf eine Scheibe Zitrone in den Müllzerkleinerer, um den Gestank von Essensresten zu reduzieren.

66. FRAGE

KANN ICH BEDENKENLOS MEIN AUTO SELBST BETANKEN?

a) Nein, die Dämpfe sind ungesund für mein ungeborenes Baby.

b) Nein, die Dämpfe können vorzeitige Wehen auslösen.

c) Sicher, solange du die Luft anhältst, während du tankst.

d) Sicher, aber du solltest nicht an einer Tankstelle arbeiten.

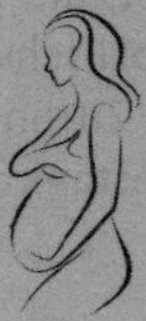

ANTWORT: D Es ist okay, mal zu tanken, aber den ganzen Tag an der Zapfsäule abzuhängen, ist es nicht. Es stimmt zwar, dass Schwangere flüchtige organische Verbindungen (VOC), zu denen auch das Methanol im Benzin zählt, meiden sollten, aber die geringe Menge, der man beim gelegentlichen Tanken ausgesetzt ist, schadet dir und deinem Baby nicht.

Um auf Nummer sicher zu gehen, solltest du Abstand von der Zapfsäule nehmen, während der Tank sich füllt, und wasch dir nach dem Tanken die Hände, damit keine chemischen Rückstände in deine Haut eindringen.

67. FRAGE

HABEN SCHWANGERE FRAUEN VOR JAHREN NICHT NOCH ALKOHOL GETRUNKEN? WARUM DARF ICH DAS NICHT?

a) Alkohol war damals weniger giftig als heute.

b) Die Frauen haben nur Wein getrunken und der ist gesünder als Schnaps.

c) Die Frauen damals wussten nicht, dass ihre Kinder deswegen das Fetale Alkoholsyndrom bekommen können.

d) Es ist okay, Alkohol zu trinken. Die Leute reagieren über.

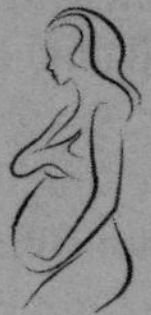

ANTWORT: C Es stimmt, dass Frauen früher auch während der Schwangerschaft Alkohol getrunken haben. Sie haben auch geraucht, heiße Bäder genommen und viele andere Dinge gemacht, von denen wir heute wissen, dass sie gefährlich für das ungeborene Kind sind.

Wenn man Alkohol zu sich nimmt, gelangt dieser in den Blutkreislauf der Mutter und über die Nabelschnur auch zum Baby. Geringe Mengen verursachen wahrscheinlich keine großen Schäden, aber ein übermäßiger Alkoholkonsum kann die Entwicklung des Embryos oder Fötus stören, besonders während des ersten Trimesters.

Es geht vor allem um das Fetale Alkoholsyndrom (FAS). FAS wird normalerweise von starkem Alkoholkonsum verursacht und ist durch Schädigungen des zentralen Nervensystems sowie ein gehemmtes Wachstum gekennzeichnet. Kinder mit FAS haben Lernschwierigkeiten, Probleme, sich Dinge zu merken, zu hören und zu sprechen. Außerdem haben sie vielleicht ein geringes Geburtsgewicht, flache Gesichtsmerkmale und sind kleiner als andere Kinder ihres Alters.

March of Dimes zufolge gibt es keine Alkoholmenge, die man in der Schwangerschaft ohne Gefahr trinken kann. Mindestens eine Studie hat belegt, dass schon ein alkoholisches Getränk am Tag reicht, um beim Kind später Lernbehinderungen hervorzurufen. Andere Studien sagen, dass schon ein geringer Alkoholkonsum das Risiko von Aufmerksamkeitsdefiziten und Hyperaktivität erhöht.

68. FRAGE

ICH HABE GEHÖRT, DASS WANDFARBE SCHADSTOFFE ABGIBT, DIE SCHLECHT FÜR MEIN BABY SIND. WIE STREICHE ICH AM BESTEN DAS KINDERZIMMER?

a) Trag einen Mundschutz.

b) Mach die Fenster auf.

c) Streich den Raum so schnell wie möglich.

d) Finde jemand anderen, der das für dich übernimmt.

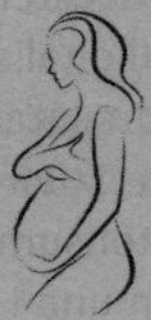

ANTWORT: D Streichen ist körperlich anstrengend, egal ob man schwanger ist oder nicht. Wenn du jemand anderen finden kannst, der es für dich machen könnte, nimm die Hilfe an. Wenn du es selbst machen musst, trag Handschuhe und sorge dafür, dass der Raum gut gelüftet ist. Warte bis zum dritten Trimester – die ersten beiden Trimester sind die wichtigsten in der Entwicklung deines Babys – und versuch nicht, unbedingt alles an einem Tag zu schaffen.

VOC-freie Produkte sind das Richtige. VOCs – flüchtige organische Verbindungen – sind Gase, die in die Luft freigesetzt werden, wenn Farbe trocknet. Deshalb riechen manche Farben so stark. Auf kurze Sicht können diese Gase Kopfschmerzen und Schwindel verursachen. Die langfristigen Effekte sind dagegen weniger gewiss, aber einige Studien legen nahe, dass das Risiko für Fehlgeburten und Geburtsfehler steigt, wenn man häufig VOCs ausgesetzt ist.

Nach VOC-freien Produkten sind wasser- oder latexbasierte Farben die nächstbeste Wahl. Bleihaltige Farben werden heute nicht mehr verkauft. Wenn dein Zuhause vor 1970 gebaut wurde, wurden die Wände vielleicht früher mit bleihaltiger Farbe gestrichen. Überlass es jemand anderem, die Farbe abzukratzen und abzuschmirgeln. Bleib draußen, während die Arbeiten anhalten, denn das Einatmen von Bleistaub könnte dir und deinem Baby schaden.

69. FRAGE

WAHR ODER FALSCH:

IN DER SCHWANGERSCHAFT MIT DEM FLUGZEUG ZU FLIEGEN, IST UNGESUND FÜR MEIN BABY.

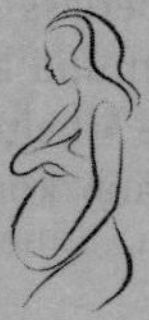

ANTWORT: FALSCH Dem American College of Obstetricians and Gynecologists zufolge ist es im zweiten Trimester am sichersten zu fliegen, aber nur weil das nach der Zeit ist, in der die meisten Fehlgeburten passieren, und bevor das Risiko besteht, dass vorzeitige Wehen einsetzen. Beides wäre schwieriger, wenn du dabei in der Luft bist, der Flug selbst löst diese Situationen nicht aus. Nach der 35. Woche rät man davon ab zu fliegen, weil 9000 Meter über der Erde nicht gerade der beste Ort für Wehen und eine Entbindung ist.

Tu Folgendes, damit du dich während eines Flugs wohlfühlst:

- Buche einen Platz am Gang. Die meisten schwangeren Frauen gehen einmal die Stunde auf die Toilette. Wenn du am Gang sitzt, sind deine häufigen Toilettenbesuche weniger störend.
- Meide Lebensmittel, die Blähungen verursachen, und kohlensäurehaltige Getränke. Der niedrige Luftdruck im Flugzeug begünstigt Blähungen, die unangenehm, aber nicht gefährlich sind.
- Schnall dich an. Wenn es zu Turbulenzen kommt, wirst du dich freuen, dass du es getan hast.
- Vertritt dir die Beine. Steh auf und lauf alle paar Stunden ein bisschen rum, um eine tiefe Venenthrombose zu vermeiden, eine bei Flugreisenden häufig auftretende Krankheit, bei der sich gefährliche Blutgerinnsel in den Beinen bilden. Stützstrumpfhosen können helfen.

70. FRAGE

WAS KANN ICH TUN, UM MICH ZU ENTSPANNEN, WENN ICH FLUGANGST HABE?

a) Du kannst bestimmte Beruhigungsmittel nehmen.

b) Du kannst ein Glas Wein trinken.

c) Du kannst versuchen zu meditieren.

d) Alles Genannte.

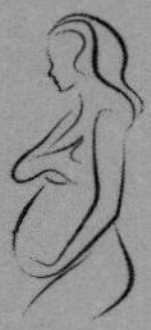

ANTWORT: D Einige Beruhigungsmittel kann man während der Schwangerschaft einnehmen - frag deinen Arzt oder deine Ärztin um Rat -, aber keines ist einhundert Prozent ungefährlich. Allerdings sind starker Stress und Angst auch nicht gut für dein Baby, also lass dich von deinem Arzt oder deiner Ärztin beraten.

Vielen Frauen hilft ein Glas Wein, Stress abzubauen. Zu diesem Mittel solltest du aber wirklich nur im absoluten Notfall greifen, da bereits geringe Mengen Alkohol schädlich für dein Baby sein können.

Und natürlich kannst du auch immer natürliche stressreduzierende Techniken anwenden. Jetzt ist vielleicht genau der richtige Zeitpunkt, sich mit solchen jahrhundertealten Methoden wie tiefes Einatmen und Meditation zu befassen. Wenn du Hilfe brauchst, besorg dir CDs und Bücher über das Überwinden der Flugangst.

71. FRAGE

WAS WÜRDE PASSIEREN, WENN IM FLUGZEUG DIE WEHEN EINSETZEN?

a) Das Flugzeug muss umkehren, damit du in dein Krankenhaus fahren kannst.

b) Du musst das Flugzeug bezahlen, damit es den nächsten Flughafen ansteuert und landet.

c) Die Flugbegleiterinnen und die anderen Passagiere würden dir helfen, dein Baby zur Welt zu bringen, wenn das Flugzeug nicht rechtzeitig landen kann.

d) Der Luftdruck würde deine Wehen verzögern, wodurch du genug Zeit hättest, am Zielort in ein Krankenhaus zu fahren.

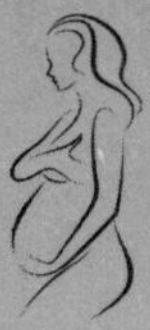

ANTWORT: C In 9000 Meter Höhe Wehen zu bekommen, ist sicherlich nicht ideal, aber wenn dein Baby nun mal bereit ist, geboren zu werden, kannst du nichts dagegen tun. Wenn die Wehen einsetzen, solltest du dich bemerkbar machen. Das Flugpersonal muss das Flugzeug dann umleiten, damit du in ein Krankenhaus kommst. Außerdem sorgt es dafür, dass bei der Landung bereits ein Krankenwagen auf dich wartet.

Natürlich besteht immer die Möglichkeit, dass du mit deinem Baby im Arm und nicht in deinem Bauch landest. Bei 200 oder mehr Passagieren stehen die Chancen auch nicht schlecht, dass ein Arzt oder eine Krankenschwester an Bord ist. Wenn nicht, kann das Flugpersonal dir sicher helfen.

Obwohl die Besatzungsmitglieder geschult werden, wie man mit unerwarteten Entbindungen umgeht, versuchen die meisten Fluglinien, solche Notfälle zu vermeiden, indem sie Frauen, die kurz vor dem Geburtstermin stehen, nicht mehr fliegen lassen. Jede Fluglinie hat Regeln: Bei einigen dürfen Frauen nach der 36. Woche nicht mehr fliegen. Andere lassen Frauen bis kurz vor dem Entbindungstermin fliegen, wenn sie eine Bescheinigung von ihrem Arzt oder ihrer Ärztin haben.

72. FRAGE

KANN ICH EINEN BIKINI TRAGEN, WÄHREND ICH EINEN BABYBAUCH HABE?

a) Nein, wenn die Sonne auf deinen Bauch scheint, erhöht sich das Risiko, dass dein Baby später im Leben Krebs bekommt.

b) Nein, durch die Sonne auf deinem Bauch kann sich die Temperatur in deinem Uterus erhöhen und das ist nicht gut für dein Baby.

c) Sicher, aber trag eine gute Sonnencreme auf, denn deine Haut ist während der Schwangerschaft sonnenempfindlicher als sonst.

d) Sicher, ein bisschen Sonne tut euch beiden gut.

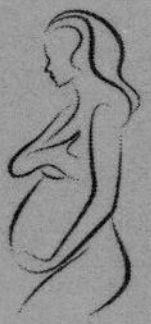

ANTWORT: C Ein Sonnenbad schadet deinem Baby nicht – deine Haut fühlt sich dabei zwar heiß an, aber die Temperatur in deinem Bauch wird sich nicht verändern. Allerdings ist es nicht gut für deine Haut.

Die Schwangerschaftshormone machen deine Haut besonders empfindlich, das heißt, dass ein dreißigminütiges Sonnenbad, das dich früher perfekt gebräunt hat, dir jetzt einen mörderischen Sonnenbrand verpassen kann. Dadurch erhöht sich das Risiko, dass du später im Leben Hautkrebs bekommst. Außerdem kann das Sich-Bräunen während der Schwangerschaft die Dunkelung deiner Haut fördern, die sogenannte Schwangerschaftsmaske, die zu permanenten dunklen Flecken in deinem Gesicht und auf deinem Bauch führen kann.

Bleib also lieber im Schatten. Wenn du unbedingt in die Sonne willst, solltest du den höchsten Stand der Sonne (10 bis 14 Uhr) meiden, einen Hut tragen und eine Sonnenlotion mit einem Lichtschutzfaktor von mindestens 30 auftragen.

73. FRAGE

IST EINE BOOTSFAHRT GEFÄHRLICH?

a) Nicht im ersten Trimester, wenn der Wellengang dein Baby noch nicht stört.

b) Ja, wenn der Wellengang zu heftig ist.

c) Nicht wenn du eine erfahrene Bootsfahrerin bist.

d) Nicht wenn du einen Jungen erwartest.

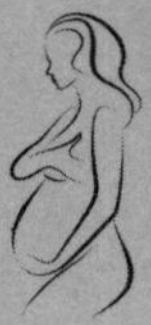

ANTWORT: B Bootsfahrten sind okay, solange du nicht bei starkem Seegang segelst. Ein gemächlicher Ausflug auf dem Wasser geht in Ordnung, eine Wildwasserfahrt über Stromschnellen der Klasse vier eher nicht.

Vermeide vor allem Situationen, in denen du herumgeschleudert werden könntest. Die meisten Stöße sind nicht stark genug, um dein Baby zu stören, das sicher gepolstert in deinem Uterus liegt. Aber bei starkem Seegang stürzt du vielleicht oder etwas könnte auf dich drauf fallen. Und da die Schwangerschaftsübelkeit durch Bewegungen verschlimmert werden kann, ist es eventuell besser, wenn du bis zum zweiten Trimester wartest. Außerdem verstärkt eine Schwangerschaft möglicherweise die Seekrankheit. Wenn dir auf Booten also sowieso immer übel wird, solltest du besser erst mal eine Landratte bleiben.

Wie auch immer, bleib nahe am Ufer, besonders kurz vor dem Geburtstermin. Mitten auf dem Ozean möchtest du doch sicher keine Wehen bekommen.

74. FRAGE

ZU WELCHEM ZEITPUNKT IN MEINER SCHWANGERSCHAFT SOLLTE ICH MEINEN PARTNER BITTEN, KEINE GESCHÄFTSREISEN MEHR ZU MACHEN?

a) In der 32. Schwangerschaftswoche.

b) In der 34. Schwangerschaftswoche.

c) In der 37. Schwangerschaftswoche.

d) Kommt darauf an, wo er hinfährt.

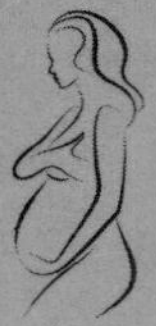

ANTWORT: D Weit entfernte Reiseziele sind riskant, da dein Partner es vielleicht nicht rechtzeitig zur Geburt zurück schafft. Trotzdem stehen die Chancen im Allgemeinen gut, dass er wieder zu Hause ist, bevor euer Baby geboren wird, auch wenn er nicht in der Stadt war, als du deine erste Wehe hattest. Beim ersten Kind liegen zwischen der ersten Wehe und der Entbindung zwölf bis 24 Stunden. Nachfolgende Geburten dauern ungefähr nur noch halb so lange. Nur neun Prozent aller geborenen Babys in Deutschland sind Frühgeburten.

Dieses Risiko besteht in folgenden Fällen:

- Du hattest schon einmal eine Frühgeburt.
- Du erwartest Mehrlinge.
- Du bist jünger als 17 oder älter als 35.
- Du hast während der Schwangerschaft nicht genug zugenommen.
- Du warst vor der Schwangerschaft untergewichtig.
- Du hast einen verkürzten Gebärmutterhals.
- Du bist kleiner als 1,52 Meter.
- Du hast während der Schwangerschaft geraucht, Alkohol getrunken oder Drogen genommen.
- Du bist innerhalb von sechs Monaten nach der Geburt eines Kindes wieder schwanger geworden.

75. FRAGEN

WARUM IST DER BESUCH EINES VULKANS GEFÄHRLICH?

a) Wenn der Vulkan ausbricht, kannst du vielleicht nicht schnell genug laufen, um dich in Sicherheit zu bringen.

b) Während der Schwangerschaft ist dein Gleichgewichtsgefühl gestört, also riskierst du, in den Vulkan zu fallen.

c) Vulkanrauch kann giftig für dein ungeborenes Baby sein.

d) Vulkanasche könnte auf deiner Haut landen und so in deinen Blutkreislauf gelangen.

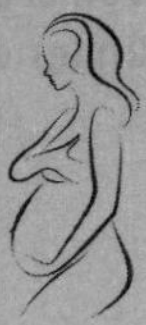

ANTWORT: C Vulkanrauch enthält Gifte, die schwangeren Frauen vielleicht schaden können, genauso wie Kleinkindern, Säuglingen und Menschen mit Atemwegsbeschwerden wie zum Beispiel Asthma.

Viele Bewohner Hawaiis leiden unter verschiedenen Gesundheitsproblemen, die vom sogenannten »Vog«, dem Vulkansmog, hervorgerufen werden. Dieser Dunst entsteht, wenn sich Schwefeldioxid und andere vulkanische Gase mit Chemikalien in der Atmosphäre vermischen. Man hat herausgefunden, dass Vog kleine Mengen verschiedener giftiger Metalle enthält, unter anderem Selen, Quecksilber, Arsen und Iridium. Wenn man dem ausgesetzt ist, kann das zu Kopfschmerzen, Atemproblemen und grippeähnlichen Symptomen führen.

Es ist ungewiss, welche Wirkung dieser Rauch auf ungeborene Babys hat, aber man schätzt die Gefahr so hoch ein, dass der National Park Service der USA schwangeren Frauen abrät, Vulkane zu besichtigen.

Es ist auch nicht unbedingt ungefährlicher, sich den Vulkan aus dem Auto anzusehen. Der Rauch kann sich über mehrere Kilometer ausbreiten. Wenn du also im Auto sitzt und einen Dunstschleier siehst, schließe das Fenster und stell die Belüftungsanlage auf Umluftbetrieb. Und informier dich über die Luftqualität in der Gegend.

76. FRAGE

WAHR ODER FALSCH:

IN DER SCHWANGERSCHAFT SOLLTEST DU DEN SCHULTERGURT DES SICHERHEITSGURTS NICHT ANLEGEN.

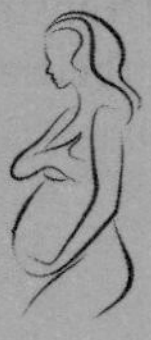

ANTWORT: FALSCH Es ist nicht nur sicherer, wenn man den Sicherheitsgurt korrekt anlegt, es könnte dir auch das Leben retten. Außerdem besteht eine Anschnallpflicht. Einer Studie des American Journal of Obstetrics and Gynecology zufolge könnten in den USA 200 Föten im Jahr - oder die Hälfte aller in Autounfällen getöteten Föten - gerettet werden, wenn die Schwangeren sich richtig angeschnallt hätten.

Obwohl ein geringes Risiko besteht, dass der Airbag sich so heftig öffnet, dass es zu Verletzungen oder Komplikationen kommt, empfiehlt das American College of Obstetricians and Gynecologists trotzdem, dass schwangere Frauen ihre Airbags nicht deaktivieren sollen, denn die Vorteile überwiegen die Gefahren. Um das Risiko von vom Airbag verursachten Verletzungen zu minimieren, sollte man so weit vom Amaturenbrett oder Lenkrad entfernt sitzen wie möglich - mindestens 25 Zentimeter. Schnall dich an! Und beachte Folgendes:

- Achte darauf, dass der Beckengurt unter deinem Bauch sitzt, so tief wie möglich auf deinen Hüften.
- Platziere den Gurt nie quer über deinem Bauch.
- Richte den Schultergurt so aus, dass er zwischen deinen Brüsten sitzt, unter dem Hals.

77. FRAGE

WAHR ODER FALSCH:

DER AUFENTHALT IN GROSSER HÖHE KANN DEINE SCHWANGERSCHAFT BEEINFLUSSEN.

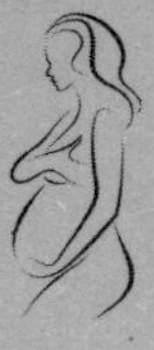

ANTWORT: WAHR Ob du in die Berge reisen kannst, hängt davon ab, wie hoch du hinauswillst. Ein Urlaub im Erzgebirge wird dir keine Probleme bereiten, den Kilimandscharo zu besteigen ist dagegen keine gute Idee. Schwangeren wird empfohlen, Höhen über 2000 Meter zu meiden. Je höher man geht, desto dünner wird die Luft, weshalb man schwerer atmen kann. Und wenn du weniger Sauerstoff bekommst, bekommt auch dein Baby weniger Sauerstoff. Studien haben gezeigt, dass Frauen, die in großer Höhe leben, eher kleinere Babys zur Welt bringen.

Aber es ist nicht nur die Höhe an sich, um die man sich Sorgen machen sollte. Orte in Höhenlage sind häufig abgeschieden, weit weg von der medizinischen Versorgung, die du in einem Notfall brauchen würdest.

Wenn du während deiner Schwangerschaft Zeit in der Höhe verbringst, geh die Dinge langsam an. Da weniger Sauerstoff in der Luft ist, wirst du viel schneller als gewöhnlich müde. Mach viele Pausen und wenn du dich benommen fühlst oder dir schwindlig ist, setz dich hin und ruh dich aus.

78. FRAGE

WAS KANN PASSIEREN, WENN ICH JOGGEN GEHE?

a) Vorzeitige Wehen können ausgelöst werden.

b) Dein Baby kann herumgeschleudert werden, was die Entwicklung seines Gehirns beeinflussen kann.

c) Es schadet deinem Baby nicht, wenn du joggen gehst, aber wenn dein Bauch erst einmal zu dick ist, solltest du vielleicht besser etwas kürzer treten.

d) Joggen schadet deinem Baby nicht, dreht es aber vielleicht in deinem Bauch um.

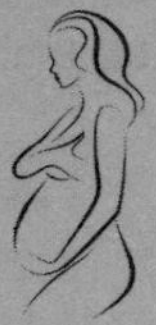

ANTWORT: C Sport kann dir helfen, nicht mehr als nötig zuzunehmen und den Entbindungsschmerz zu lindern. Außerdem kann Sport Frauen helfen, sich schneller von der Geburt zu erholen. Solange deine Schwangerschaft normal verläuft, stört das Joggen dein Baby nicht, aber es könnte dir zunehmend schwerfallen. Dank des Hormons Relaxin, das dafür sorgt, dass deine Gelenke und Bänder sich entspannen – so wird dein Becken auf die Geburt vorbereitet –, besteht in der Schwangerschaft bei allem, was du machst, ein größeres Risiko für Verstauchungen und Zerrungen. Das Laufen auf einem Laufband statt in der Natur ist schonender für deine Gelenke.

Egal was du machst, trink dabei genug, vermeide eine Überhitzung und hör auf, wenn dir schwindlig wird. Falls du eines der folgenden Leiden hast, frag deinen Arzt oder deine Ärztin, ob du Sport treiben darfst:

- ein Herzleiden
- eine Lungenerkrankung oder Asthma
- eine Zervixinsuffizienz
- ein Risiko für Frühgeburt
- anhaltende Blutungen
- Placenta praevia
- schwangerschaftsbedingter Bluthochdruck
- schlecht eingestellter Diabetes

79. FRAGE

WELCHE YOGAÜBUNG SOLLTE ICH NICHT MACHEN?

a) Alle, bei denen du auf dem Rücken liegst.

b) Alle, bei denen Gewicht auf deinem Bauch lastet.

c) Bikram-Yoga.

d) Alles Genannte.

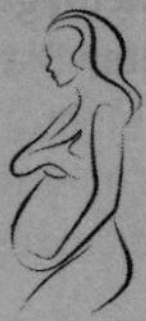

ANTWORT: D Yoga ist eine gute Möglichkeit, sich fit zu halten und zu entspannen, während man ein Kind erwartet. Außerdem sind eine verbesserte Beweglichkeit, Kraft, das tiefe Atmen und Meditieren, das Teil bestimmter Yogaübungen ist, während der Schwangerschaft, der Wehen und der Entbindung hilfreich, Stress abzubauen und Ängste zu bezwingen. Sag dem Yogalehrer, dass du schwanger bist, sodass er Übungen, die gefährlich für dich sein könnten, modifizieren oder weglassen kann. Oder mach einen Yogakurs speziell für Schwangere.

Es gibt zwar keine Studien darüber, welche Auswirkungen Yoga auf die Schwangerschaft hat, aber du solltest trotzdem Übungen vermeiden, die deinen Bauch belasten, unter anderem den Bogen, die Kobra, die Heuschrecke, den Pflug, den Pfau, den Kranich, die Kerze und den Handstand. Ab der 20. Woche solltest du es vermeiden, flach auf dem Rücken zu liegen, denn das kann den Blutfluss und die Versorgung des Uterus mit Nährstoffen behindern. Ein paar Minuten in der Totenstellung schaden wahrscheinlich nicht, behindern den Blutfluss aber genug, damit dir schwindlig wird.

Denk daran, dass deine Gelenke und Gewebe jetzt weicher sind. Auch wenn du das Gefühl hast, dass du nun jede Menge neue Übungen machen kannst, solltest du es nicht übertreiben. Und mach kein Bikram-Yoga, das in einem heißen Raum praktiziert wird. Eine Überhitzung könnte dem Fötus schaden.

80. FRAGE

DARF ICH SIT-UPS MACHEN?

a) Nein, dabei zerrst du dir vielleicht die Muskeln der Gebärmutter.

b) Nein, es ist nicht gut für dich, auf dem Rücken zu liegen.

c) Sicher, Sit-ups sind während der Schwangerschaft okay.

d) Sicher, aber nur wenn du vor der Schwangerschaft übergewichtig warst.

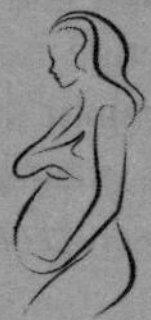

ANTWORT: B Während der Schwangerschaft solltest du besser keine Sit-ups machen, denn dabei muss man flach auf dem Rücken liegen. Besonders im zweiten und dritten Trimester kann das Baby auf Blutgefäße drücken, die das Blut zurück zum Herzen transportieren, wenn man auf dem Rücken liegt. Wenn der Blutfluss für längere Zeit behindert wird, kann das die Nährstoffzufuhr zu deinem Baby beeinflussen. Kurzfristig kann das dazu führen, dass dir schwindlig wird.

Aber das Trainieren der Rumpfmuskulatur kann schwangerschaftsbedingten Rückenschmerzen und der durch den wachsenden Bauch schlechten Haltung entgegenwirken. Experten sind der Meinung, dass dies auch bei den Wehen und der Entbindung helfen kann. Mach statt Sit-ups lieber Übungen für die Beckenkippung, die in der Schwangerschaft ungefährlich sind.

So geht es:

1. Begib dich in den Vierfüßlerstand, die Arme schulterbreit aufgestellt, die Knie hüftbreit auseinander. Die Arme sind leicht gebeugt und nicht durchgestreckt.
2. Atme ein und spann dabei deine Bauchmuskeln an. Zieh deinen Bauch ein und mach einen runden Rücken.
3. Entspann deinen Rücken wieder in einer neutralen Haltung, während du ausatmest.
4. Wiederhole das Ganze. Mach mindestens einmal am Tag dreimal zehn Wiederholungen.

81. FRAGE

KANN ICH WEITERHIN KLETTERN GEHEN?

a) Nur im ersten Trimester.

b) Nur wenn du schon geklettert hast, bevor du schwanger geworden bist.

c) Nur wenn dein Bauch in den Klettergurt passt.

d) Nein, klettern ist während der Schwangerschaft zu gefährlich.

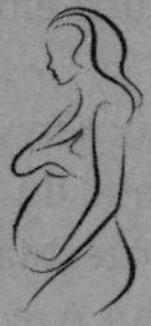

ANTWORT: A Im ersten Trimester deiner Schwangerschaft sollte das Klettern kein Problem sein, besonders wenn du eine erfahrene Kletterin bist. Danach solltest du es besser lassen, weil dein Uterus dann auf eine Größe heranwächst, bei der das Becken nicht mehr genug Schutz bietet. Dein Baby ist dann anfälliger für Verletzungen, solltest du den Halt verlieren und gegen einen Fels stoßen. Vergiss außerdem nicht, dass du dir wegen des Hormons Relaxin jetzt leichter Zerrungen und andere Verletzungen zuziehen kannst.

Viele schwangere Kletterinnen steigen in der Schwangerschaft aufs Bouldern um. Beim Bouldern braucht man keine Seile und befindet sich immer in Absprunghöhe. Das Fallen ist keine so große Gefahr, weil man nicht nach oben, sondern zur Seite klettert.

Wenn du klettern gehst, tu dies da, wo du dich auskennst. Jetzt ist nicht der richtige Zeitpunkt, eine neue Felswand auszuprobieren. Eine Kletterwand in der Halle ist die bessere Wahl, weil es dort Matten und viele helfende Hände gibt, falls du sie brauchst. Und trag immer einen Klettergurt – einen, den man unter dem Bauch trägt –, um deinen Bauch nicht unnötig unter Druck zu setzen.

82. FRAGE

WAHR ODER FALSCH:

DIE CHEMIKALIEN IN GECHLORTEN SCHWIMMBECKEN KÖNNEN MEINEM UNGEBORENEN BABY SCHADEN.

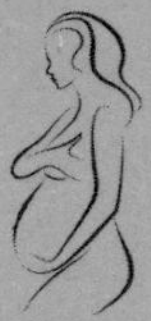

ANTWORT: FALSCH Solange du nicht große Mengen Wasser schluckst, schadet das Chlor weder dir noch deinem Baby. Das Chlor ist in der Tat ziemlich wichtig – es tötet Keime ab. Das ist wirklich eine gute Sache, wenn man an all die ekligen Dinge denkt, die in einem Schwimmbecken lauern könnten. Außerdem ist Schwimmen eine verträgliche Tätigkeit und eine gute Möglichkeit, während der Schwangerschaft einen kühlen Kopf zu bewahren.

Das Schwimmen in einem nicht gechlorten Becken ist dagegen riskant. Im Wasser kann es vor Bakterien und Viren nur so wimmeln, unter anderem können sich Salmonellen, Kolibakterien, der Hepatitis-A-Virus, Staphylokokken und Giardien im Wasser befinden. Eine Schwangere ist anfälliger für Infektionen durch diese Erreger, da ihr Immunsystem geschwächt ist. Einige dieser Organismen können auch in die Plazenta eindringen und den Fötus anstecken, was im schlimmsten Fall zu einer Fehlgeburt, einer Totgeburt, einer Frühgeburt oder anderen Komplikationen führen kann.

83. FRAGE

IST REITEN GEFÄHRLICH?

a) Nein, solange du eine erfahrene Reiterin bist und im zweiten Trimester aufhörst.

b) Nein, solange du das Pferd gut kennst.

c) Ja, Reiten ist während der Schwangerschaft immer gefährlich, weil das Risiko, vom Pferd zu fallen oder getreten zu werden, zu groß ist.

d) Ja, weil Pferde in der Nähe von schwangeren Frauen scheuen.

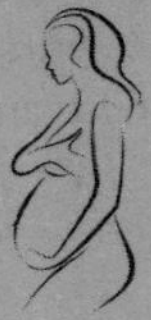

ANTWORT: A Wenn du eine Reiterin mit Erfahrung bist, ist es im ersten Trimester noch okay zu reiten. Danach verändert sich dein Körperschwerpunkt durch deinen Babybauch und das bringt dich vielleicht aus dem Gleichgewicht. Außerdem verändert sich dein Körper und es ist eventuell nicht mehr bequem, rittlings auf einem Pferd zu sitzen.

Die größte Gefahr, ob man nun schwanger ist oder nicht, liegt im Herunterfallen. In England und Wales hat man sechs Jahre lang alle möglichen Sportarten unter die Lupe genommen und dabei kam heraus, dass Reiten riskanter ist als Luftsport, Motorsport oder Bergsteigen. Es wird davon abgeraten, schnell oder über hügeliges und felsiges Gelände zu reiten, egal wie sattelfest man ist. Ein Fall vom Pferd könnte den Fötus verletzen oder sogar zu einer Fehlgeburt führen, besonders im zweiten und dritten Trimester, wenn der Fötus nicht mehr von den Beckenknochen geschützt ist. Wenn bei dir das Risiko einer Frühgeburt besteht, solltest du ganz aufs Reiten verzichten, denn die holprigen Stöße des Gangs deines Pferdes könnten genug Druck auf deine Gebärmutter ausüben, um Wehen auszulösen. Falls du unter einer teilweisen oder kompletten Placenta praevia leidest – die Plazenta überdeckt den Geburtskanal –, kann reiten zu Blutungen führen oder andere Komplikationen hervorrufen.

84. FRAGE

KANN ICH IMMER NOCH MEINE LIEBLINGSTÄNZE TANZEN?

a) Gesellschaftstänze sind okay. Hip-Hop und Ballett sind zu gefährlich.

b) Du kannst tanzen, solange du kein Profitänzer bist.

c) Nach dem ersten Trimester kannst du tanzen, was das Zeug hält.

d) Solange deine Schwangerschaft normal verläuft, kannst du das Tanzbein schwingen, sooft du willst.

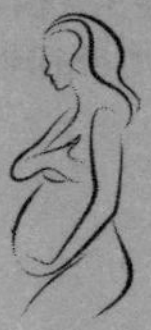

ANTWORT: D Die meisten Tanzarten sind in der Schwangerschaft okay. Wenn es dir gut geht, lautet die Faustregel: Was du vor deiner Schwangerschaft gemacht hast, kannst du auch während deiner Schwangerschaft weitermachen.

Allerdings wirst du vielleicht feststellen, dass es eine echte Herausforderung ist, für zwei zu tanzen. Du wirst schneller müde. Wenn man schwanger ist, pumpt das Herz dreißig bis fünfzig Prozent mehr Blut durch den Körper – und wenn man sich bewegt, hat es noch mehr zu tun. Das ist für dich und dein Baby nicht gefährlich, lässt dich aber ziemlich schnell erschöpft zurück. Es ist wichtig, dass du viel trinkst und aufhörst, wenn du müde bist, denn Überhitzung und Überanstrengung sind nicht gut für dich und dein Baby. Um Verstauchungen und Zerrungen zu vermeiden, solltest du keine abrupten Bewegungen machen und dich nicht schnell drehen. Außerdem sollte immer ein Fuß am Boden bleiben. Frauen, bei denen das Risiko einer Frühgeburt besteht, sollten die Tanzfläche meiden – oder nur langsam tanzen. Rede mit deinem Arzt oder deiner Ärztin, bevor du Sport treibst, besonders wenn du ein Herz- oder Lungenleiden, einen schlecht eingestellten Diabetes, eine Zervixinsuffizienz, Blutungen oder Placenta praevia hast.

85. FRAGE

DARF ICH TRAMPOLIN SPRINGEN?

a) Ja, solange du ein Sicherheitsnetz hast.

b) Ja, solange du keine Salti machst.

c) Ja, aber nur im zweiten Trimester.

d) Nein, Trampolin springen ist immer gefährlich.

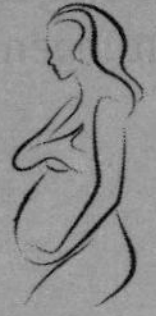

ANTWORT: D Trampoline sind gefährlich, ob du nun schwanger bist oder nicht. Der U.S. Consumer Product Safety Commission (CPSC) zufolge werden in den USA jedes Jahr mehr als 80.000 Verletzungen in Notaufnahmen behandelt, die beim Trampolinspringen entstanden sind. Trampoline sind damit gefährlicher als Skateboards, Fahrräder oder Rollerblades.

Die größte Gefahr besteht darin, dass du das Gleichgewicht verlierst und runterfällst. Dieses Risiko steigt in der Schwangerschaft, weil dein Bauch wächst und sich dein Körperschwerpunkt verändert. Außerdem könnten die Stöße des Uterus auf den Gebärmutterhals Wehen auslösen, die eventuell sogar zu einer Frühgeburt führen können. Noch größere Sorgen sollte man sich machen, wenn das Risiko einer Frühgeburt bereits besteht oder man Gebärmutterveränderungen hat. Auch kleine Verletzungen sind nicht ganz ohne. Trampolinspringen ist nicht einfach und eine falsche Landung kann deine Gelenke übermäßig strapazieren. Auch deiner Blase wird es nicht gefallen. Harninkontinenz tritt während der Schwangerschaft recht häufig auf und das Auf-und-Ab-Springen wird das Problem nur noch verstärken.

86. FRAGE

SKILANGLAUF – IN DER SCHWANGERSCHAFT GEFÄHRLICH ODER NICHT?

a) Es ist ungefährlich, solange du auf flachem Gelände bleibst.

b) Es ist ungefährlich, solange du nicht über 2000 Meter Ski fährst.

c) Es ist ungefährlich, solange du eine erfahrene Skiläuferin bist.

d) Alles Genannte.

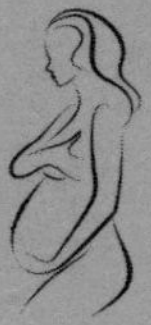

ANTWORT: D Skilanglauf während der Schwangerschaft ist okay, solange du weißt, was du tust. Wenn du mit dem Skilaufen keine Erfahrung hast, ist jetzt nicht der richtige Zeitpunkt, es zu lernen.

Es gibt zwar keine Berichte über Geburtsfehler, die im Zusammenhang mit dem Aufenthalt in großen Höhen während der Schwangerschaft stehen, dennoch wird schwangeren Frauen empfohlen, sich nicht über 2000 Meter zu begeben, um mögliche Komplikationen zu vermeiden. Die dünne Luft kann Schwindel verursachen. In großer Höhe wirst du auch schneller müde, also leg eine Pause ein, wenn du erschöpft bist.

Wenn du im dritten Trimester bist – und besonders wenn das Risiko für frühzeitige Wehen besteht –, solltest du darauf achten, nicht in abgeschiedene Gebiete zu fahren. Du willst sicher nicht auf der Skipiste feststecken, wenn die erste Wehe einsetzt.

Unter keinen Umständen solltest du eine Abfahrt machen, während du schwanger bist, weil man dabei immer stürzen kann. Ein Sturz ist besonders nach dem ersten Trimester gefährlich, wenn das Baby nicht länger von den Beckenknochen geschützt wird.

87. FRAGE

WAHR ODER FALSCH:

SCHWANGERE FRAUEN SOLLTEN NICHT SEILSPRINGEN.

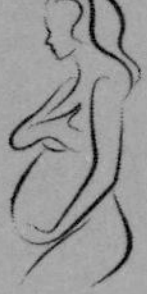

ANTWORT: FALSCH Die Wirkung, die das Seilspringen auf den Gebärmutterhals hat, ist vergleichbar mit der beim langsamen Joggen. Solange du keine Probleme hast und keine Veränderungen des Gebärmutterhalses vorliegen – lass das von deinem Arzt oder deiner Ärztin überprüfen –, sollte diese Aktivität weder dir noch deinem Baby Probleme bereiten.

Aber wenn dein Gebärmutterhals verkürzt oder geweitet ist oder wenn bei dir das Risiko einer Frühgeburt besteht, solltest du dir lieber eine andere Sportart aussuchen. Die wiederholten Schläge deines Uterus auf den Gebärmutterhals können nämlich genug Druck ausüben, um Wehen auszulösen. Yoga oder Schwimmen sind in dem Fall besser für dich geeignet.

Hör sofort auf zu springen, wenn du Wehen spürst. Wahrscheinlich handelt es sich dabei nur um Braxton-Hicks-Kontraktionen – Vorwehen, die nach dem Sport schlimmer werden. Normalerweise halten diese nicht länger als 15 bis 20 Minuten an. Wenn sie nicht weggehen oder in regelmäßigen Abständen kommen, wende dich an deinen Arzt oder deine Ärztin.

88. FRAGE

DARF ICH FALLSCHIRM SPRINGEN?

a) Ja, aber nur wenn du einen besonderen Fallschirm benutzt.

b) Ja, aber nur wenn du dabei eine Sauerstoffmaske trägst.

c) Ja, aber nur im zweiten Trimester.

d) Es wurde schon gemacht – ist aber keine gute Idee.

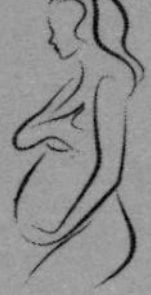

ANTWORT: D Entgegen dem, was du vielleicht denkst, ist es nicht der 200 km/h schnelle Fall, der gefährlich für dein ungeborenes Baby ist, sondern das Ziehen an der Reißleine. Die abrupte Verlangsamung kann genug Kraft freisetzen, damit sich die Plazenta von der Gebärmutterwand löst – ähnlich wie bei einem Autounfall. Eine solche vorzeitige Plazentalösung ist für Mutter und Kind lebensbedrohlich.

Auch wenn dein Baby bei dem Sprung nicht verletzt wird, verletzt du dich vielleicht. Du bist jetzt anfälliger für Verstauchungen und Zerrungen, weil die Schwangerschaftshormone dafür sorgen, dass deine Gelenke weicher werden, was dir während der Entbindung zugutekommt. Außerdem besteht die Gefahr, dass du mit dem Bauch zuerst landest. Oder auf einem elektrischen Zaun. Oder auf einer Straße. Warum solltest du als werdende Mutter solche Risiken eingehen wollen?

Es gab aber auch schon schwangere Frauen, die einen Fallschirmsprung gemacht haben. 2005 ist die 21-jährige Shayna Richardson mit dem Gesicht zuerst auf dem Asphalt gelandet, nachdem sich ihr Fallschirm nicht richtig geöffnet hatte. Sie wusste nicht, dass sie schwanger war. Sie und ihr Baby haben überlebt. Bleib deinem Baby zuliebe aber besser am Boden.

89. FRAGE

IST ES OKAY, ZU EINEM LAUTEN ROCKKONZERT ZU GEHEN?

a) Sicher, aber verzichte auf das Crowdsurfing.

b) Na klar, du solltest dich amüsieren, solange du es noch kannst.

c) Nein, die Musik könnte zu laut für dein Baby sein.

d) Nein, die Menschenmenge könnte zu wild sein.

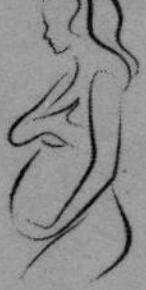

ANTWORT: A Solange du nicht übermäßig angerempelt und in den Bauch gestoßen wirst, stellt ein gelegentliches Rockkonzert keine Gefahr für dich oder dein Baby dar.

Allerdings solltest du dich nicht genau neben die Boxen stellen. Bis zur 30. Schwangerschaftswoche haben sich die Trommelfelle deines Babys vollständig entwickelt, das heißt, es hört fast alles, was du hörst. Die meisten Geräusche sind gedämpft, aber Studien haben gezeigt, dass tiefe Töne, wie zum Beispiel von einer Bassgitarre, vom Fruchtwasser verstärkt werden.

Wenn du ausnahmsweise einmal großem Lärm ausgesetzt bist, schadet das deinem Baby nicht, aber es ist vielleicht nicht gut für dich. Studien haben gezeigt, dass schon eine Minute Lärm mit über 110 Dezibel ausreicht, um dauerhafte Hörschäden zu verursachen, ob man nun schwanger ist oder nicht. Schwangere, die acht Stunden am Tag lauten Geräuschen ausgesetzt sind, bringen eventuell Babys mit Hörschäden auf die Welt.

Ein letztes Wort der Warnung: Sollte dir ein Trommelfell platzen, musst du es durchstehen. Die Behandlung eines geplatzten Trommelfells – starke Schmerzmittel – wird in der Schwangerschaft nicht durchgeführt.

90. FRAGE

WAHR ODER FALSCH:

GARTENARBEIT KANN GEFÄHRLICH FÜR EINE SCHWANGERE FRAU SEIN.

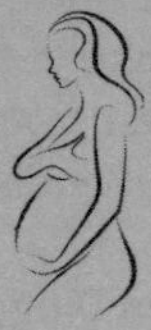

ANTWORT: WAHR Du brauchst nicht neun Monate lang aufzuhören, dich um deinen Garten zu kümmern, aber du solltest besser ein paar Vorsichtsmaßnahmen ergreifen. Halte dich von chemischen Pestiziden fern, denn diese enthalten Giftstoffe, von denen man weiß, dass sie Geburtsfehler oder Fehlgeburten verursachen können, wenn man ihnen wiederholt ausgesetzt ist. Lies dir immer die Warnhinweise auf deinem Pflanzenspray durch. Auch sogenannte natürliche Pestizide können schädlich sein.

Bei der Gartenarbeit setzt du dich der Gefahr aus, Toxoplasmose zu bekommen, eine Infektion, die von einem Parasiten ausgelöst wird, den man in Tierkot findet – besonders bei Katzen. Man kann damit in Kontakt kommen, wenn man dort Erde umgräbt, wo ein infiziertes Tier gekotet hat. Eine Toxoplasmoseinfektion kann schlimme Folgen für dein Baby haben, zum Beispiel eine geistige Behinderung, Hirnschädigungen oder sogar den Tod. Viele Menschen, insbesondere Katzenhalter, sind bereits immun gegen Toxoplasmose. Bitte deinen Arzt oder deine Ärztin, einen Test durchzuführen. Wenn du bereits immun gegen die Krankheit bist, kannst du dein Baby auch nicht damit anstecken. Beachte folgende Dinge, wenn du im Garten arbeitest:

- Trag Gummihandschuhe.
- Wasch dir nach getaner Arbeit die Hände.
- Wasch Obst und Gemüse vor dem Verzehr gründlich.
- Heb keine schweren Dinge an.

91. FRAGE

IST SPORTTAUCHEN GEFÄHRLICH?

a) Ja, es kann gefährlich sein, weil dein Baby die Druckdifferenzen nicht richtig ausgleichen kann.

b) Ja, es kann gefährlich sein, weil dein Bauch dich tiefer hinabzieht.

c) Nein, nicht wenn du eine erfahrene Taucherin bist.

d) Nein, nicht während des ersten Trimesters.

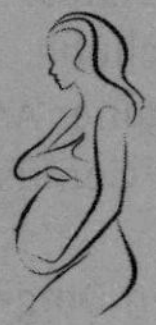

ANTWORT: A Studien haben gezeigt, dass bei Frauen, die während der Schwangerschaft tauchen, ein höheres Risiko für Geburtsfehler und Frühgeburten besteht. Je tiefer man taucht, desto größer ist das Risiko.

Die größte Gefahr ist die Dekompressionskrankheit, die auch als »Taucherkrankheit« bekannt ist. Sie entsteht, wenn ein Taucher zu schnell wieder an die Oberfläche schwimmt und sich durch die plötzliche Änderung des Drucks Gasblasen im Körper bilden. Diese Krankheit kann tödlich sein und wird von Tauchern dadurch verhindert, dass sie langsam aufsteigen und die Dekompressionsregeln beachten. Ein Fötus kann allerdings nicht richtig dekomprimieren, also besteht das Risiko, dass das Baby nach dem Tauchen gefährliche Blasen im Blutkreislauf hat. Außerdem könnte es dem Baby schaden, wenn die Mutter die Dekompressionskrankheit bekommt. Die Behandlung dieser Krankheit – der Gebrauch einer Dekompressionskammer – könnte für das Baby ebenso gefährlich sein.

Heb dir das Tauchen bis nach der Geburt deines Babys auf. Versuch es mal mit Schnorcheln – das ist während der Schwangerschaft ungefährlich. Meide aber Teiche und Süßwasserlagunen, in denen es eher schädliche Bakterien gibt.

92. FRAGE

WAHR ODER FALSCH:

UNGEBORENE KINDER KÖNNEN SCHMECKEN, WAS IHRE MÜTTER ESSEN.

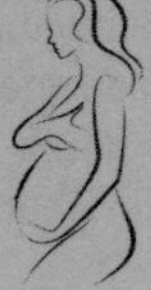

ANTWORT: WAHR Studien legen nahe, dass der Fötus nach mindestens 28 Wochen schmecken kann, was die Mutter isst. Die Geschmacksknospen entwickeln sich ungefähr neun Wochen nach der Empfängnis, allerdings funktionieren die Gehirnwindungen, mit deren Hilfe man Geschmäcke unterscheiden kann, erst um den Beginn des dritten Trimesters herum. Zu diesem Zeitpunkt schluckt dein Baby viel Fruchtwasser und schmeckt wahrscheinlich deine Mahlzeiten ganz leicht, besonders wenn du scharfe Dinge wie Currypulver zu dir nimmst. Solche Gewürze können den Geruch des Fruchtwassers ändern.

Das, was du während der Schwangerschaft isst, beeinflusst dem Philadelphia's Monell Chemical Senses Center zufolge vielleicht auch die Geschmacksvorlieben deines Babys nach der Geburt. Forscher haben 46 schwangere Frauen in drei Gruppen geteilt: In der ersten haben die werdenden Mütter täglich Karottensaft getrunken. In der zweiten haben die Schwangeren täglich Wasser und dann Karottensaft getrunken. Und in der dritten wurde gar kein Karottensaft getrunken. Nachdem die Babys angefangen hatten, feste Nahrung zu sich zu nehmen, ließ man ihnen die Wahl zwischen normalen Cornflakes und Cornflakes mit Karottensaft. Die Babys, deren Mütter während der Schwangerschaft Karottensaft getrunken hatten, haben mehr Karottencornflakes gegessen und weniger häufig das Gesicht dabei verzogen als Babys, deren Mütter keinen getrunken hatten.

93. FRAGE

WARUM STELLEN MIKROWELLEN EIN PROBLEM DAR?

a) Mikrowellenessen erhöht das Risiko, dass dein Baby später Krebs bekommt.

b) Mikrowellenessen hat weniger Nährstoffe.

c) Mikrowellen geben eine Strahlung ab, die ungeborenen Kindern schaden kann.

d) Da gibt es kein Problem ... solange du keine uralte Mikrowelle benutzt.

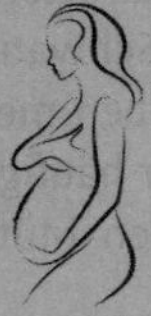

ANTWORT: D Alle Mikrowellen, die nach 1971 gebaut wurden, sind gut abgeschirmt, sodass die Strahlung so niedrig ist, dass von ihr keinerlei Gefahr ausgeht – auch vor 1971 war es unwahrscheinlich, dass defekte Geräte Gesundheitsprobleme hervorgerufen haben. Heutzutage müsstest du schon in der Mikrowelle sitzen, um dir oder deinem Baby zu schaden.

Entgegen dem weitverbreiteten Glauben stellt es kein bewiesenes Risiko dar, neben einer Mikrowelle zu stehen oder Mikrowellenessen zu sich zu nehmen. Die Mikrowellenstrahlung – die nicht dasselbe wie radioaktive Strahlung ist – gehört zur gleichen Klasse der elektromagnetischen Wellen wie Radiowellen und ist daher harmlos.

Mikrowellen funktionieren außerdem nicht bei geöffneter Tür. Je weiter man von der Quelle entfernt ist, desto geringer ist die Mikrowellenstrahlung. Also wenn du dir immer noch Sorgen um mögliche Risiken machst, geben dir ein paar Meter Abstand die nötige Sicherheit.

Und wenn du tatsächlich noch eine Mikrowelle von vor 1971 hast, solltest du diese an ein Antiquitätengeschäft verkaufen.

94. FRAGE

WAHR ODER FALSCH:

ES IST GEFÄHRLICH, WÄHREND DER SCHWANGERSCHAFT FETAKÄSE ZU ESSEN.

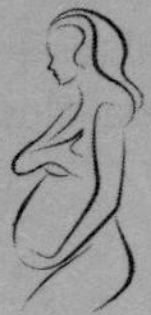

ANTWORT: WAHR Feta gehört zu den Käsesorten, die man während der Schwangerschaft nicht essen sollte. Unpasteurisierter Käse - zu dem auch Brie, Camembert und Ziegenmilchkäse zählen - ist vielleicht mit Listerien verschmutzt. Listerien sind Bakterien, die Erwachsene krank machen und gefährlich für ungeborene Babys sein können. Die Symptome einer Listeriose treten zwei bis dreißig Tage nach der Infektion auf und sind denen einer Grippe ähnlich - Kopfschmerzen, Übelkeit und Erbrechen. Wenn du eines dieser Symptome zeigst, nachdem du Feta gegessen hast, solltest du deinen Arzt oder deine Ärztin aufsuchen. Man wird dir dann Antibiotika verschreiben, um die Infektion zu bekämpfen, bevor sie auf dein Baby übergeht.

Natürlich sind die meisten Käse, ob sie nun pasteurisiert sind oder nicht, nicht verunreinigt. Wenn du also ein wenig Käse gegessen hast, stehen die Chancen gut, dass du keine Probleme bekommen wirst. Vermeide es aber einfach von jetzt an. Iss in Zukunft lieber Hartkäse oder halbharten Käse, zum Beispiel Cheddar und Mozzarella. Frischkäse und Hüttenkäse sind auch okay. Außerdem sind einige Sorten Feta und Brie auch pasteurisiert - lies auf den Etiketten nach. Beim Kochen werden die Bakterien abgetötet, also kann man gegarten Käse gefahrlos essen.

95. FRAGE

WAS SPRICHT DAGEGEN, ERDNUSSBUTTER ZU ESSEN?

a) Dein Baby kann davon eine Nussallergie bekommen.

b) Dein Baby könnte in deinem Bauch eine allergische Reaktion haben.

c) Dein Baby wird mit einer Abneigung gegen Erdnüsse geboren werden.

d) Wahrscheinlich nichts.

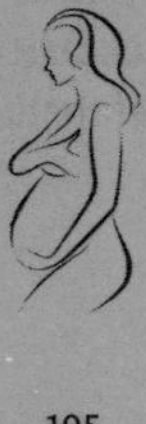

ANTWORT: D Erdnüsse sind eine gute Quelle für Proteine, ungesättigte Fette, Ballaststoffe, Niacin, Kalzium und Mineralstoffe. Sie sind ein toller Snack für schwangere Frauen, die ja viele Nährstoffe brauchen.

Aber ist es auch ungefährlich, sie zu essen? Das letzte Wort ist darüber noch nicht gesprochen. Einige Studien haben nahegelegt, dass sich die Wahrscheinlichkeit einer Nussallergie für das Baby erhöht, wenn man während der Schwangerschaft Erdnussbutter isst. Andere Studien konnten dagegen keinen solchen Zusammenhang feststellen. Bis vor Kurzem hat die American Academy of Pediatrics Schwangeren empfohlen, keine Erdnüsse zu essen, aber 2008 wurde diese Empfehlung zurückgenommen mit der Begründung, dass es keine Beweise dafür gibt, dass durch die Ernährung der Mutter das Allergierisiko reduziert wird.

Viele Ärzte raten Frauen, die Familienmitglieder mit Nussallergien, besonders schon ein Kind mit einer Lebensmittelallergie, haben, in der Schwangerschaft und Stillzeit weniger Nüsse zu essen, damit sich das Immunsystem des Babys entwickeln kann. Außerdem solltest du warten, bis dein Kind drei Jahre alt ist, bevor du ihm Nüsse zu essen gibst.

Wenn du weniger Nüsse essen willst, gibt es Alternativen zu Erdnussbutter wie zum Beispiel Sojabutter, Sonnenblumenkernbutter und Hanfbutter.

96. FRAGE

WELCHE DER FOLGENDEN SPEISEN KANN MAN IN DER SCHWANGERSCHAFT BEDENKENLOS ESSEN?

a) Hausgemachte Mayonnaise, Eierlikör und Caesar-Dressing.

b) Rührei, hartgekochte Eier und Omelett.

c) Rohen Kuchenteig.

d) Mousse und Baiser.

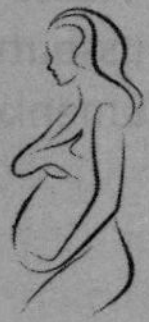

ANTWORT: B Rohe Eier können mit Salmonellen belastet sein. Da schwangere Frauen ein geschwächtes Immunsystem haben, sind sie besonders anfällig für eine Salmonelleninfektion. Die Symptome zeigen sich zwölf bis 72 Stunden nach der Nahrungsaufnahme und sind unter anderem Fieber, Magenkrämpfe, Übelkeit, Erbrechen und Durchfall. Wenn du den Verdacht hast, Salmonellen zu haben, setz dich sofort mit deinem Arzt in Verbindung. Die Infektion schadet dem Baby zwar normalerweise nicht, aber die Dehydrierung, die durch den Durchfall und das Erbrechen verursacht werden kann, könnte im schlimmsten Fall eine Fehlgeburt auslösen. Selten kann die Infektion die Plazenta überwinden und für schwere Komplikationen wie zum Beispiel eine Frühgeburt oder schwere Krankheiten sorgen.

Um eine Infektion zu verhindern, solltest du Eier immer gut kochen oder braten. Nimm keine Speisen zu dir, die rohe Eier enthalten, besonders keine hausgemachte Mayonnaise, keinen Eierlikör oder rohen Kuchenteig und keine Mousse und Baiser.

Wenn du auswärts isst, frag den Kellner, ob das Salatdressing mit rohen Eiern gemacht wurde. Fertigprodukte, die pasteurisierte Eier enthalten, kann man bedenkenlos essen. Verarbeite keine Eier, bei denen das Mindesthaltbarkeitsdatum abgelaufen oder deren Schale angeknackst ist. Nach dem Umgang mit Eiern solltest du dir die Hände waschen, die benutzten Gegenstände säubern und die Arbeitsfläche abwischen.

97. FRAGE

IST ES OKAY, IN DER SCHWANGERSCHAFT KEIN FLEISCH ZU ESSEN?

a) Nein, Fleisch enthält Nährstoffe, die eine vegetarische Ernährung nicht bieten kann.

b) Nein, Fleisch enthält Hormone, die deinem Baby helfen zu wachsen.

c) Ja, aber nur nach dem ersten Trimester.

d) Ja, aber du brauchst dann vielleicht einen Ersatz.

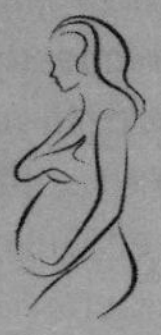

ANTWORT: D Achte darauf, dass du genug Proteine und besonders genug Eisen, Vitamin B12 und Vitamin D zu dir nimmst – das alles kann man nicht so leicht aus einer vegetarischen Ernährung ziehen. Dem American College of Obstetricians and Gynecologists zufolge sollten schwangere Frauen jeden Tag mindestens 140 bis 155 Gramm Fleisch oder Bohnen, mindestens 170 Gramm Getreide, 2 ½ Tassen Gemüse, 2 Tassen Obst und entweder 3 Tassen Milch oder 85 Gramm Käse zu sich nehmen.

Das brauchst du:

- KALZIUM: 1000 Milligramm am Tag, fleischlose Quellen: Milch, Käse, Joghurt
- EISEN: 27 Milligramm am Tag, fleischlose Quellen: getrocknete Bohnen und Erbsen, mit Eisen angereichertes Müsli, Pflaumensaft
- VITAMIN A: 770 Mikrogramm am Tag, fleischlose Quellen: Karotten, Blattgemüse, Süßkartoffeln
- VITAMIN C: 85 Milligramm am Tag, fleischlose Quellen: Zitrusfrüchte, Broccoli, Tomaten, Erdbeeren
- VITAMIN B6: 1,9 Milligramm am Tag, fleischlose Quellen: Vollkorngetreide, Bananen
- VITAMIN B12: 2,6 Mikrogramm am Tag, fleischlose Quellen: Milch (Veganer müssen ein Nahrungsergänzungsmittel einnehmen.)
- FOLSÄURE: 600 Mikrogramm am Tag, fleischlose Quellen: Blattgemüse, Orangensaft, Hülsenfrüchte, Nüsse

98. FRAGE

WAS SPRICHT DAGEGEN, VIELE SÜSSIGKEITEN ZU ESSEN?

a) Zu viel Zucker verursacht Karies, für die du während der Schwangerschaft anfälliger bist.

b) Zu viel Zucker kann zu einer erhöhten Gewichtszunahme führen – bei dir und deinem Baby.

c) Zu viel Zucker lässt dich weniger Gesundes essen.

d) Alles Genannte.

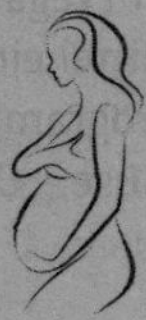

ANTWORT: D Zucker gehört zu den Schwangerschaftsgelüsten. Einige Wissenschaftler sind sogar der Meinung, dass es evolutionär bedingt ist, dass schwangere Frauen Leckermäulchen sind. In den Tagen der Jäger und Sammler hatten die süß schmeckenden Pflanzen mehr Nährstoffe und bei den bitteren lag die Wahrscheinlichkeit höher, dass sie giftig waren.

Wenn man seinem Verlangen zu oft nachgibt, kann man zu viel zunehmen und geht somit das Risiko eines erhöhten Blutdrucks und einer Frühgeburt ein. Wenn du zu viel Zucker zu dir nimmst, lässt du dir die nährstoffreiche Nahrung entgehen, die du für eine gesunde Schwangerschaft brauchst. Es ist auch schlecht für deine Zähne, denn durch den erhöhten Progesteronspiegel bist du anfälliger für Karies und Zahnfleischerkrankungen. Beides wurde mit Frühgeburten in Verbindung gebracht.

Auch dein Kleines kann dadurch viele Probleme bekommen. Eine Studie von 2007 mit über 23.000 schwangeren Frauen aus neun Ländern hat belegt, dass es einen Zusammenhang zwischen dem Blutzuckerspiegel der Mutter und der Wahrscheinlichkeit, dass sie ein großes Baby zur Welt bringt, gibt. Bei großen Babys besteht bei einer vaginalen Geburt das Risiko einer Schulterverletzung und bei ihnen ist die Wahrscheinlichkeit höher, dass sie einen niedrigen Blutzuckerspiegel und einen hohen Insulinspiegel haben. Diese Probleme können später zu Fettleibigkeit, Diabetes und hohem Blutdruck führen.

99. FRAGE

WELCHES DER FOLGENDEN GERICHTE KANN MAN IN EINEM SUSHI-RESTAURANT BEDENKENLOS ESSEN?

a) Eine California Roll.

b) Eine Spicy Tuna Roll.

c) Saba Sashimi.

d) Nichts davon.

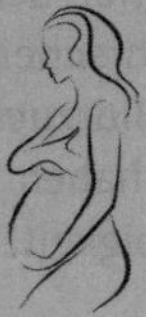

ANTWORT: A Immer wenn du etwas Rohes isst – egal ob Sushi oder ein blutiges Steak –, gehst du das Risiko ein, dass dein Essen mit Bakterien, Viren oder Parasiten verunreinigt ist, die dich krank machen könnten. Wenn man schwanger ist, sind die Gefahren, die im Essen lauern, besonders groß, weil dein Immunsystem geschwächt und deshalb weniger gerüstet ist, Infektionen abzuwehren. Eine Lebensmittelvergiftung schadet deinem Baby zwar nicht, aber die Dehydrierung, die durch Erbrechen und Durchfall ausgelöst wird, kann Kontraktionen und vorzeitige Wehen verursachen. Es besteht auch ein kleines Risiko, dass die Infektion die Plazenta überwindet und dein Baby befällt, was im schlimmsten Fall zu einer Früh- oder Fehlgeburt oder schweren Krankheiten für das Neugeborene führen kann.

Die Symptome einer durch Lebensmittel ausgelösten Krankheit zeigen sich innerhalb von 24 Stunden. Wenn du also aus Versehen etwas Sushi gegessen hast, bevor du von den möglichen Gefahren wusstest, und du danach nicht unter Durchfall und Erbrechen gelitten hast, ist wahrscheinlich alles in Ordnung.

Aber von jetzt an solltest du nur gegarte Speisen – California Rolls oder Tempura Rolls – und vegetarisches Sushi essen. Und bitte den Sushi-Koch, ein neues Messer und eine neue Unterlage zu benutzen, wenn er dein Essen zubereitet, damit das Risiko einer Kreuzkontamination verringert wird.

100. FRAGE

LOHNT ES SICH, MEHR GELD FÜR BIO-LEBENSMITTEL AUSZUGEBEN?

a) Nur während des ersten Trimesters, in dem dein Baby anfälliger für giftige Stoffe ist.

b) Nur wenn es um Obst und Gemüse mit dünner Schale geht, zum Beispiel um Pfirsiche und Äpfel.

c) Nur wenn du viel Geld hast.

d) Spar dir das Geld – normale Lebensmittel sind okay.

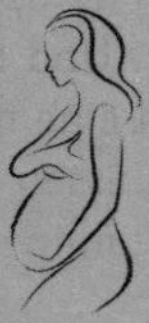

ANTWORT: B Pestizide, die man mit der Nahrung aufnimmt, können die Plazenta überwinden. Wenn du also ganz sichergehen willst, dass dein Baby keine Chemikalien aufnimmt, achte darauf, was du isst.

In Obst und Gemüse lassen sich die größten Mengen an Pestiziden finden. Früchte mit dicker Schale, wie zum Beispiel Papayas und Mangos, sind dabei weniger ein Problem als Obst und Gemüse mit dünner Schale wie Pfirsiche, Äpfel, Paprika, Sellerie, Nektarinen, Erdbeeren, Kirschen, Birnen, Weintrauben, Spinat, Kopfsalat und Kartoffeln.

Der Begriff »Bio-Lebensmittel« ist in der EU gesetzlich definiert. Bio-Produkte stammen aus ökologisch kontrolliertem Anbau, bei dem weder Pestizide noch Kunstdünger verwendet werden darf, und sie dürfen nicht gentechnisch verändert sein. Tiere müssen artgerecht gehalten und dürfen nicht mit Antibiotika und Wachstumshormonen behandelt werden.

Natürlich können auch Bio-Produkte mit Bakterien oder Viren verunreinigt sein. Also wasch alles Obst und Gemüse immer gründlich vor dem Verzehr. Die Früchte zu schälen, hilft auch, allerdings gehen dabei auch wertvolle Nährstoffe verloren.

101. FRAGE

WAHR ODER FALSCH:

ZWILLINGE KÖNNEN SICH IM MUTTERLEIB VERSEHENTLICH GEGENSEITIG VERLETZEN.

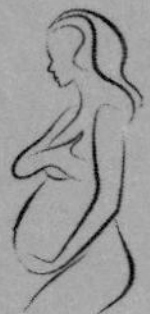

ANTWORT: FALSCH Zwillinge verletzen sich nicht gegenseitig – zumindest nicht bis sie Kleinkinder sind. Im Mutterleib hat jeder Fötus eine eigene Fruchtblase, die als Puffer innerhalb des Uterus dient. Studien haben dennoch gezeigt, dass Zwillinge und andere Mehrlinge im Mutterleib interagieren. In Ultraschallvideos war zu sehen, wie die Babys sich schubsen und treten, und es sah auch so aus, als würden sie miteinander spielen und sich Küsschen geben.

Ganz selten – nur einmal in 45.000 Schwangerschaften – teilen sich eineiige Zwillinge eine Fruchtblase. Dein Arzt oder deine Ärztin wird das bei der Ultraschalluntersuchung erkennen. In diesen Fällen besteht die Gefahr, dass sich die Nabelschnüre verheddern oder zusammengedrückt werden, wenn die Babys sich umeinander bewegen. Das kann dann dazu führen, dass die Nährstoff- und Sauerstoffzufuhr beeinträchtigt wird, und deshalb werden die Mütter während der Schwangerschaft genau beobachtet. Als weitere Vorsichtsmaßnahme werden die Babys normalerweise per Kaiserschnitt auf die Welt geholt.

102. FRAGE

ZWILLINGE KÖNNEN VERSCHIEDENE VÄTER HABEN, WENN …

a) die Mutter zwei Eisprünge in einem Zyklus hatte.

b) die Mutter in kurzem Abstand Sex mit zwei Männern hatte.

c) A und b.

d) Das ist nicht möglich. Zwillinge haben immer denselben Vater.

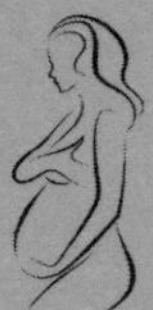

ANTWORT: C Eine Superfekundation – zweieiige Zwillinge haben verschiedene Väter – tritt auf, wenn eine Frau innerhalb eines Zyklus zwei Eisprünge hat. Normalerweise werden dabei zweieiige Zwillinge mit einem Vater gezeugt. Aber wenn die Frau in kurzem Abstand Sex mit zwei verschiedenen Männern hatte, können sich die Spermien im Kampf um die Befruchtung vermischen. Das Ergebnis sind dann zwei Babys mit zwei Vätern. Studien legen nahe, dass dies bei zwei Prozent aller zweieiigen Zwillinge der Fall ist. Allerdings bleibt dies meist unentdeckt, da die meisten Eltern keinen Vaterschaftstest bei Zwillingen machen.

103. FRAGE

KANN EIN ZWILLING DEM ANDEREN IM UTERUS NAHRUNG STEHLEN?

a) Nur wenn er großen Hunger hat.

b) Nur wenn die Plazenta nicht richtig funktioniert.

c) Nur wenn die Mutter nicht genug isst.

d) Nur wenn eines der Babys krank ist und mehr Nahrung braucht als das andere.

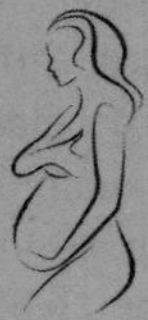

ANTWORT: B Eigentlich können Zwillinge sich gegenseitig nicht die Nahrung stehlen, denn sie erhalten die Nährstoffe über ihre Nabelschnüre. In den Fällen, in denen die Babys sich eine Plazenta teilen – bei der Hälfte der Schwangerschaften mit eineiigen Zwillingen –, verteilt die Plazenta den Blutfluss normalerweise gleichmäßig, sodass beide Babys die gleiche Menge an Sauerstoff und Nährstoffen erhalten. Aber ungefähr zehn Prozent der eineiigen Zwillinge leiden am Fetofetalen Transfusionssyndrom (FFTS), bei dem das Blut ungleichmäßig an die beiden Föten verteilt wird. Infolgedessen erhält ein Baby zu viel und das andere zu wenig Blut. Im schlimmsten Fall kann das tödlich für beide Föten sein. Dein Arzt kann FFTS mithilfe des Ultraschalls diagnostizieren. Hinweise auf eine solche Diagnose sind:

- ein deutlicher Größenunterschied bei Föten des gleichen Geschlechts,
- ein Unterschied in der Größe der Fruchtblasen oder Nabelschnüre,
- eine einzige Plazenta,
- überschüssiges oder vermindertes Fruchtwasser für eines der Babys.

Eine Behandlungsmethode ist die Fruchtwasserentlassungspunktion, bei der überschüssiges Fruchtwasser abgelassen wird, um den Blutfluss zu verbessern. Außerdem kann man mit einem Laser die Verbindung zwischen den Blutgefäßen trennen. Mit beiden Techniken können ungefähr sechzig Prozent der betroffenen Zwillinge gerettet werden.

104. FRAGE

WAHR ODER FALSCH:

ES IST MÖGLICH, DASS BEI EINER ULTRASCHALLUNTERSUCHUNG EIN ZWILLING NICHT ENTDECKT WIRD.

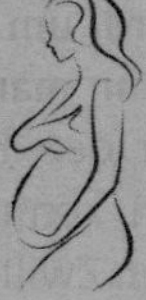

ANTWORT: WAHR Es ist zwar unwahrscheinlich, aber durchaus möglich, dass ein Arzt oder eine Ärztin einen Zwilling nicht entdeckt, wenn Ultraschalluntersuchungen nur zu Beginn der Schwangerschaft durchgeführt werden. Aber wenn die Babys erst einmal anfangen zu treten – normalerweise zwischen der 20. und 24. Schwangerschaftswoche –, ist es selten, dass die zusätzlichen Füße unentdeckt bleiben.

Es gibt Fälle, in denen die Frauen nicht wussten, dass sie Zwillinge bekommen, bis das zweite Baby den Geburtskanal entlangkam, aber das passiert eigentlich nur, wenn die werdenden Mütter nicht regelmäßig zu den Ultraschalluntersuchungen und den vorgeburtlichen Kontrollen gehen.

Du hast vielleicht das Gefühl, dass du zwei Babys in dir hast, besonders wenn dein Nachwuchs sehr aktiv ist, aber solange du regelmäßig deine Schwangerschaftsuntersuchungen wahrnimmst, wirst du am großen Tag keine Überraschungen erleben.

105. FRAGE

WAS IST FALSCH DARAN, IN DER SCHWANGERSCHAFT MIT EINER KATZE ODER EINEM HUND ZU KUSCHELN?

a) Haustiere können Infektionen haben, die gefährlich für dein ungeborenes Kind sein können.

b) Flohbisse können deinem ungeborenen Baby gefährlich werden.

c) Haustiere beißen eher, wenn man schwanger ist.

d) Nichts – kuschle ruhig drauflos –, aber fass keinen Tierkot an.

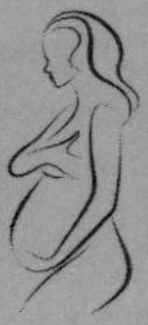

ANTWORT: D Nur wenige Infektionen können vom Tier auf den Menschen übertragen werden. Die Wahrscheinlichkeit, dass du dir eine Erkältung einfängst, weil du mit deiner besseren Hälfte kuschelst, ist höher als die einer Ansteckung bei deinem Haustier.

Allerdings können Katzen eine Krankheit namens Toxoplasmose haben, die über den Katzenkot auf den Menschen übertragen werden kann. Aus diesem Grund sollten es Schwangere vermeiden, das Katzenklo sauber zu machen, oder zumindest Handschuhe dabei tragen und sich hinterher gründlich die Hände waschen.

Dein Arzt oder deine Ärztin kann anhand eines Bluttests feststellen, ob du bereits immun bist. Wenn ja, brauchst du dir keine Sorgen mehr zu machen. Wenn nicht, ergreife die folgenden Vorsichtsmaßnahmen:

- Das Katzenklo sollte täglich gereinigt werden. Es besteht erst ein bis fünf Tage nach dem Ausscheiden des Kots Ansteckungsgefahr.
- Lass deine Katze drinnen. Stubentiger infizieren sich seltener.
- Nimm keine streunenden Katzen auf.
- Nimm keine neue Katze auf, während du schwanger bist.
- Iss kein rohes oder ungekochtes Fleisch.
- Gib deiner Katze kein rohes oder ungekochtes Fleisch zu fressen.

106. FRAGE

WAHR ODER FALSCH:

WENN MAN WÄHREND DER SCHWANGERSCHAFT EINE KATZE ODER EINEN HUND HAT, ERHÖHT MAN DAMIT DAS RISIKO, DASS DAS KIND SPÄTER EINE TIERALLERGIE ENTWICKELT.

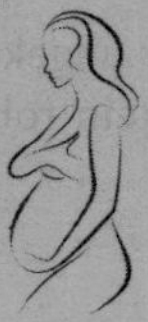

ANTWORT: FALSCH Es ist nicht nur völlig in Ordnung, eine Katze oder einen Hund zu haben, während man schwanger ist, sondern es könnte sogar gut für dein Baby sein – solange das Tier nicht beißt. Studien haben gezeigt, dass die Wahrscheinlichkeit einer späteren Tierallergie oder Asthmaerkrankung beim Kind sinkt, wenn die Mutter in der Schwangerschaft oder das Kind nach der Geburt Kontakt zu Tieren hatte. Man geht davon aus, dass der Kontakt zu Tieren in der Schwangerschaft und darüber hinaus einen Einfluss auf die Immunitätsentwicklung hat. Je mehr Kontakt, desto besser. Eine Studie von 2002, die von den National Institutes of Health finanziert wurde, legte dar, dass es bei Kindern, die in einem Haushalt mit zwei oder mehr Hunden oder Katzen aufwuchsen, zu 77 Prozent weniger wahrscheinlich war, dass sie Allergien bekamen, im Vergleich zu Kindern ohne Haustiere. Forscher glauben, dass diese Schutzwirkung vielleicht das Ergebnis eines frühen Kontakts mit Bakterien ist, die von verschiedenen Tieren stammen. Wenn die Kinder diesen Bakterien ausgesetzt sind, stärkt das in frühen Jahren ihr Immunsystem, sodass sie später besser vor Allergien gefeit sind.

Denk aber daran, dass die Wahrscheinlichkeit für eine Allergie immer noch am größten ist, wenn die Eltern eine Allergie haben. Sieben von zehn Kindern mit allergischen Eltern entwickeln selbst auch eine Allergie, aber nur eins von zehn Kindern mit allergiefreien Eltern.

107. FRAGE

KANN ICH MEINEN HUND EINER FLOHBEHANDLUNG UNTERZIEHEN?

a) Nein, Flohmittel können ungesund für dein Baby sein.

b) Ja, aber überlass es jemand anderem, das Flohmittel aufzutragen.

c) Sicher, kämm die Flöhe einfach mit einem Kamm aus.

d) Ja, du kannst elektrischen Strom verwenden, um die Flöhe zu töten.

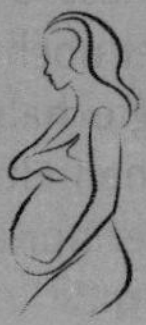

ANTWORT: B Es ist okay, dein Haustier einer Flohbehandlung zu unterziehen, aber es ist eine gute Idee, jemand anderem das Auftragen des Medikaments zu überlassen. Die meisten Flohmittel, Flohshampoos und Flohhalsbänder enthalten Pestizide, die in hohen Dosen gefährlich für dein ungeborenes Kind sein könnten. In kleinen Dosen, wie man sie für eine Katze oder einen Hund braucht, konnte bisher keine negative Wirkung nachgewiesen werden, solange die Gebrauchsanweisungen befolgt werden. Flohtabletten, durch die ein Flohmittel in den Blutkreislauf eines Tiers gelangt, sind auch ungefährlich. Wenn du von Beruf Tierfriseur bist und tagtäglich mit Pestiziden arbeiten musst, solltest du deinen Arbeitgeber vielleicht darum bitten, einen Bürojob zu bekommen, besonders im ersten Trimester der Schwangerschaft, wenn die Pestizide am gefährlichsten für dich sind. Du kannst Flöhe aber auch ohne Chemikalien bekämpfen. Diese Methoden sind vielleicht nicht ganz so effektiv, aber sie sind besser als nichts:

- Sauge regelmäßig Teppiche, Möbel und Böden ab.
- Reinige regelmäßig den Schlafplatz deines Tieres und Teppiche, auf denen es oft liegt.
- Kämm dein Tier jeden Tag mit einem Flohkamm aus Metall.
- Koch ein paar Zitronenhälften in einem Liter Wasser. Lass das Ganze über Nacht ziehen und füll das Wasser dann in eine Sprühflasche. Bespritz dein Tier, seinen Schlafplatz und seine Lieblingsmöbel mit diesem natürlichen Flohmittel.

108. FRAGE

WAHR ODER FALSCH:

KATZEN SIND FÜR NEUGEBORENE GEFÄHRLICH.

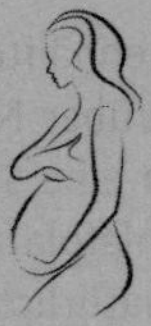

ANTWORT: FALSCH Es ist ein Ammenmärchen, dass Katzen einem Baby das Leben aussaugen oder dass sie sich auf das Gesicht des Babys legen, wenn es schläft. Genau genommen sind mehr Babys durch Hunde, Schlangen und sogar die eigenen Eltern, die im Bett auf ihnen lagen, ungekommen als durch Katzen.

Diese unbegründeten Ängste haben ihren Ursprung wahrscheinlich in diesen beiden Fakten:

1. Katzen schnüffeln gern den Atem von Menschen – wahrscheinlich wegen des Geruchs von gerade Gegessenem.
2. Katzen kuscheln sich gern an Warmes, ob das nun ein Baby, ein DVD-Player oder eine sonnige Fensterbank ist.

Es gibt keine fundierten Berichte über eine Katze, die ein Baby getötet hat. Aber natürlich passieren manchmal Unfälle. Aus diesem Grund ist es keine gute Idee, die Katze neben dem Baby schlafen zu lassen.

109. FRAGE

WELCHE DER FOLGENDEN TIERE KÖNNEN GEFÄHRLICH FÜR MEIN UNGEBORENES KIND SEIN?

a) Hunde und Katzen.

b) Schildkröten, Schlangen und Eidechsen.

c) Kaninchen, Hamster und Rennmäuse.

d) Fische.

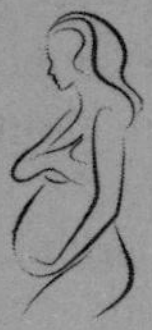

ANTWORT: B Es ist jetzt vielleicht an der Zeit, ein neues Zuhause für deine Schildkröte, deine Schlange oder deine Eidechse zu suchen. Diese Reptilien sind Überträger von Salmonellen, Bakterien, die für schwangere Frauen und ihre Babys gefährlich sind. Obwohl eine Salmonelleninfektion das Baby normalerweise nicht direkt beeinträchtigt, kann die Krankheit starken Durchfall und Erbrechen bei der Mutter auslösen, wodurch im schlimmsten Fall eine Fehlgeburt ausgelöst werden kann. Außerdem besteht die Möglichkeit, dass die Infektion die Plazenta doch überwindet, was zu schweren Komplikationen führen kann.

Salmonellen sind für Kinder unter fünf Jahren genauso gefährlich wie für Schwangere, also hol deine Tiere erst zurück, wenn es für deinen Hosenmatz ungefährlich ist.

Du bringst es nicht übers Herz, dich von deinem Haustier zu trennen? Dann ergreif die folgenden Vorsichtsmaßnahmen:

- Wasch dir immer gründlich die Hände mit Seife, wenn du ein Reptil angefasst hast.
- Lass die Reptilien nicht in die Küche oder in die Nähe des Ortes, an dem du Essen zubereitest.
- Mach den Käfig deines Reptils nicht in der Spüle in der Küche sauber. Wenn du dafür die Badewanne benutzt, desinfiziere sie danach mit Bleiche.
- Erlaub es Kleinkindern nicht, Reptilien zu streicheln oder zu halten.

110. FRAGE

WAS BEDEUTET ES FÜR MEIN BABY, WENN ICH BEIM SEX VOR DER GEBURT GLEITMITTEL BENUTZE?

a) Gar nichts.

b) Gleitmittel beinhalten Chemikalien, die ungesund für dein Baby sind.

c) Das Risiko für sexuell übertragbare Krankheiten steigt.

d) Dein Orgasmus wird vielleicht intensiver – das kann deinem Baby schaden.

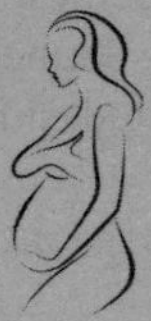

ANTWORT: A Benutz so viel Gleitcreme, wie du willst. Dein Gebärmutterhals ist während der Schwangerschaft fest verschlossen, sodass keine Fremdstoffe in den Uterus gelangen können.

Aber triff eine weise Wahl. In der Schwangerschaft benutzt man am besten wasserbasierte Gleitmittel, denn die reizen die Vagina weniger. Und halte dich lieber von stimulierenden und wärmenden Gleitmitteln fern, die Menthol oder Capsaicin – das Scharfe an der Chilischote – enthalten. Da deine Haut in der Schwangerschaft empfindlicher ist, reizen solche Produkte eventuell deine Vagina.

Du brauchst wahrscheinlich auch gar kein Gleitgel, denn während der Schwangerschaft verstärkt sich der Scheidenausfluss. Aber halte die Flasche griffbereit. Nach der Geburt deines Babys sorgt dein sinkender Hormonspiegel dafür, dass du dich da unten unangenehm trocken fühlst.

111. FRAGE

WELCHE DER FOLGENDEN KONDOME SIND IN DER SCHWANGERSCHAFT ZU EMPFEHLEN?

a) Normale Kondome.

b) Wärmende Kondome.

c) Kondome mit spermienabtötenden Mitteln.

d) Alle genannten.

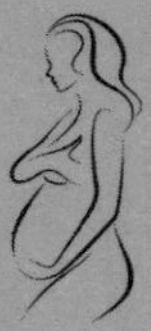

ANTWORT: A Kondome – ob nun mit Latex oder latexfrei – kann man während der Schwangerschaft bedenkenlos benutzen. Denk nur dran, dass deine Haut in dieser Zeit – überall – empfindlicher ist, also lässt du irgendwelchen Schnickschnack lieber weg. Kondome mit Geschmack, wärmende Kondome oder solche mit spermienabtötenden Mitteln reizen jetzt vielleicht deine Haut, auch wenn sie früher Wunder für dich gewirkt haben.

Die Verwendung von Kondomen ist besonders wichtig, wenn der Partner eine sexuell übertragbare Krankheit hat, denn einige dieser können vor, während oder nach der Entbindung auf das Baby übertragen werden. Krankheiten wie zum Beispiel Syphilis können die Plazenta überwinden und die Entwicklung des Fötus beeinflussen. Gonorrhö, Hepatitis B und Genitalherpes können während der Geburt auf das Baby übertragen werden und schlimme Folgen für ein Neugeborenes haben. HIV kann über die Plazenta oder während der Geburt weitergegeben werden. Vermeide Sex mit einem Partner, der gerade eine aktive Herpesinfektion hat, denn dann ist der Virus am ansteckendsten und Kondome verhindern die Ausbreitung vielleicht nicht.

112. FRAGE

WAS KANN PASSIEREN, WENN MEIN PARTNER IN MIR EJAKULIERT?

a) Nichts.

b) Die Hormone im Sperma könnten die sexuelle Entwicklung deines Babys beeinflussen.

c) Das Sperma könnte Komplikationen verursachen.

d) Die Hormone im Sperma können Wehen auslösen.

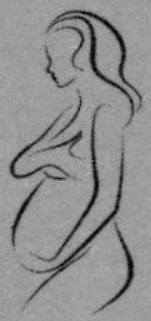

ANTWORT: D Der Gebärmutterhals ist während der Schwangerschaft fest geschlossen, sodass keine Fremdstoffe in den Uterus gelangen können. Außerdem ist das Baby in der Fruchtblase eingeschlossen und es können nur Dinge über die Nabelschnur zu ihm gelangen. Es reicht wohl, wenn man sagt, dass der Penis deines Partners nicht bis in den Uterus kommt.

Dennoch enthält Sperma Prostaglandine – das sind die gleichen Hormone, die Ärzte benutzen, um die Wehen einzuleiten. Theoretisch können Spermien am Ende der Schwangerschaft Kontraktionen auslösen. Die meisten Ärzte sagen jedoch, dass die Menge an Prostaglandinen, die im Sperma enthalten ist, nur Wehen auslösen kann, wenn die normale Schwangerschaftsdauer vorbei oder die Frau bereits überfällig ist.

Darüber hinaus belegt eine Studie von Wissenschaftlern der University of Adelaide in Australien, dass der regelmäßige Kontakt zum Sperma des Partners das Risiko einer Präeklampsie mindert. Präeklampsie ist eine Erkrankung, die für Mutter und Kind gefährlich ist. Die Gründe dafür sind allerdings nicht klar.

113. FRAGE

WARUM BEKOMME ICH MANCHMAL KRÄMPFE, NACHDEM ICH SEX HATTE?

a) Weil das Baby eine Reizüberflutung erfahren hat.

b) Weil sich die Gebärmutter beim Orgasmus zusammenzieht.

c) Weil beim Sex deine Bauchmuskeln trainiert werden.

d) Weil die Wehen vielleicht gleich einsetzen.

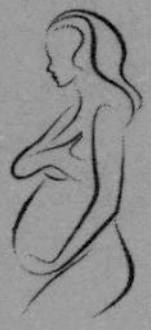

ANTWORT: B Der Uterus zieht sich von Natur aus zusammen, wenn du einen Orgasmus hast. Das passiert auch, wenn du nicht schwanger bist, aber es ist erst jetzt spürbar, weil deine Gebärmutter nun größer ist. Solange deine Schwangerschaft normal verläuft und dein Arzt oder deine Ärztin dir nicht geraten hat, auf Sex zu verzichten, sind diese Kontraktionen harmlos. Dein Bauch sieht dabei vielleicht ein bisschen schief aus, aber die Kontraktionen stören dein Baby nicht. Eventuell hast du nach dem Sex auch ein paar schmerzhafte Krämpfe, aber auch diese sind ganz normal.

In den meisten Fällen lassen die Krämpfe nach 15 bis 60 Minuten nach. Das Liegen auf der linken Seite könnte dabei helfen. Such deinen Arzt oder deine Ärztin auf, wenn die Krämpfe nicht nachlassen oder du das Gefühl hast, dein Bauch ist hart, wenn normale Kontraktionen einsetzen oder du einen ungewöhnlichen Vaginalausfluss oder Blutungen bemerkst.

WAS PASSIERT, WENN ICH IN DER SCHWANGERSCHAFT EINEN VIBRATOR BENUTZE?

a) Die Vibrationen können dein Baby durchrütteln.

b) Das Plastik kann giftig für das Baby sein.

c) Die Orgasmen sind intensiver, was vorzeitige Wehen auslösen kann.

d) Nichts.

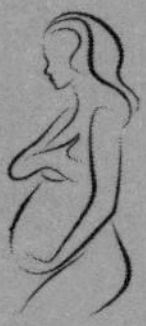

ANTWORT: D Die Vibrationen werden dein Baby überhaupt nicht stören. Solange dein Arzt oder deine Ärztin dir nicht davon abgeraten hat, Sex oder Orgasmen zu haben, ist es völlig ungefährlich, einen Vibrator zu benutzen. Da dein Unterleib während der Schwangerschaft stärker durchblutet ist, sind deine Orgasmen vielleicht sogar intensiver denn je.

Natürlich solltest du immer darauf achten, dass deine Sexspielzeuge sauber und phthalatfrei sind, bevor du sie benutzt. Und führ die Spielzeuge nicht zu tief oder zu schwungvoll ein, denn Plastik gibt anders als Fleisch nicht nach.

Es gibt einige Fälle, in denen Penetrationen und die Kontraktionen, die ein Orgasmus auslöst, nicht gut für dich sind:

- Du hast Placenta praevia – eine Fehllage des Mutterkuchens.
- Du hattest früher bereits vorzeitige Wehen.
- Deine Fruchtblase ist geplatzt.
- Du hast einen verkürzten oder geweiteten Gebärmutterhals.

115. FRAGE

WAHR ODER FALSCH:

ES IST MÖGLICH, DASS DER PENIS WÄHREND DER PENETRATION GEGEN DAS BABY STÖSST.

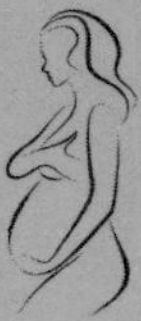

ANTWORT: FALSCH Selbst wenn dein Partner extrem gut ausgestattet ist, kann sein Penis das Baby beim Sex nicht berühren, weil dein geschlossener Gebärmutterhals im Weg ist. Allerdings kann er gegen deinen Gebärmutterhals prallen, besonders während tiefer Stöße. Das kann schmerzhaft sein, ist aber harmlos. Versucht in eine Stellung zu wechseln, in der du die Tiefe der Penetration kontrollieren kannst – wenn die Frau oben ist, funktioniert das zum Beispiel gut.

Verfall nicht in Panik, wenn du nach dem Sex eine Schmierblutung entdeckst. Das kommt wahrscheinlich von deinem Gebärmutterhals, der durch die gesteigerte Durchblutung gereizt sein kann. Es ist recht normal, aber du solltest es trotzdem deinem Arzt oder deiner Ärztin mitteilen, nur um sicherzugehen, dass mit deiner Plazenta alles in Ordnung ist – denn diese kann auch Blutungen verursachen.

So dumm es auch klingen mag, unter Männern ist es weit verbreitet, sich Sorgen zu machen, ihr Penis könnte zu nahe an ihr Kind kommen. Solche Ängste können zwar zu einer vorübergehenden Abstinenz führen, aber die meisten Frauen können bis zu dem Tag Sex haben, an dem die Wehen einsetzen.

116. FRAGE

SPÜRT MEIN BABY ES IN DER GEBÄRMUTTER, WENN ICH SEX HABE?

a) Ja, das Baby kann während des Orgasmus zusammengedrückt werden.

b) Ja, das Baby bekommt während des Sex weniger Sauerstoff.

c) Ja, das Baby wird von den Bewegungen vielleicht in den Schlaf gewiegt.

d) Nein, das Baby spürt nichts.

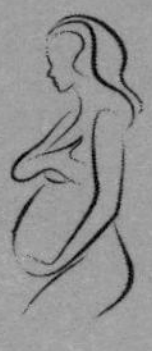

ANTWORT: C Man kann nicht genau sagen, was ein Baby spürt, wenn seine Mutter Sex hat, weil es keine Studien dazu gibt. Trotzdem ist die Wahrscheinlichkeit hoch, dass es etwas spürt – aber nicht besonders viel. All deine Bewegungen werden durch das Fruchtwasser gepuffert. Auch wenn es wild hergeht, wird dein Baby davon nicht viel mitbekommen. Der gleichmäßige Rhythmus deiner Bewegungen kann es sogar sanft in den Schlaf schaukeln, deshalb sagen viele Schwangere, dass sie nach dem Sex weniger Tritte ihres Babys spüren.

Einige Experten glauben außerdem, dass ungeborene Babys eine postkoitale Dosis des Wohlfühlhormons Oxytocin erhalten, das nach einem Orgasmus ausgeschüttet wird. Siehst du? Es fühlt sich für alle gut an.

117. FRAGE

WELCHEN EFFEKT KANN DIE SCHWANGERSCHAFT AUF MEINEN SEXUALTRIEB HABEN?

a) Sie kann ihn steigern.

b) Sie kann ihn reduzieren.

c) Sie kann ihn lahmlegen.

d) Alles Genannte.

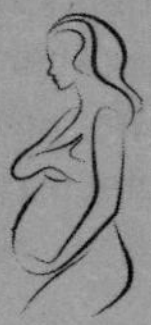

ANTWORT: D Die Schwangerschaft beeinflusst den Sexualtrieb der Frauen auf unterschiedliche Weise. Bei den meisten wird der Sextrieb im ersten Trimester stärker, im zweiten nimmt er ab und im dritten steigt er wieder. Mach dir keine Sorgen, wenn du keine Lust auf Sex hast – das geht vorbei. Sicher, später hast du ein schreiendes Baby, das es ein wenig schwieriger macht, aber ihr werdet einen Weg finden. Geh jetzt nicht zu hart mit dir ins Gericht. Vergiss nicht, dass ein menschliches Wesen in dir heranwächst. Es passiert so viel in deinem Körper, dass Sex vielleicht das Letzte ist, woran du denkst. Die Hormone spielen verrückt. Einige Frauen können während der Schwangerschaft nicht genug Sex haben, andere würden dagegen lieber der Wandfarbe im Kinderzimmer beim Trocknen zusehen, als sich von ihrem Partner berühren zu lassen.

Deine Hormone werden zwei oder drei Monate nach der Geburt deines Kindes wieder auf dem Vorschwangerschaftsniveau sein. Wenn du stillst, wird der niedrige Östrogenspiegel deine Libido unterdrücken, aber dein Sextrieb wird zurückkehren, wenn du erst einmal abgestillt hast. Es ist auch ziemlich anstrengend, sich um ein Neugeborenes zu kümmern – ein weiteres Hindernis für die Rückkehr deines Sexlebens. Aber wenn das Elternsein erst einmal leichter wird, werdet ihr herausfinden, wie man alles unter einen Hut bringen kann. Nur ein Wort: Quickie.

118. FRAGE

IST ES GEFÄHRLICH, IN DER SCHWANGERSCHAFT ORAL BEFRIEDIGT ZU WERDEN?

a) Ja, der Mund ist voller Keime, die durch Oralsex zu deinem Baby gelangen können.

b) Ja, Oralsex kann intensive Orgasmen hervorrufen, die wiederum vorzeitige Wehen auslösen können.

c) Nein, solange dein Partner keine sexuell übertragbare Krankheit hat.

d) Nein, solange dein Partner nichts Scharfes gegessen hat.

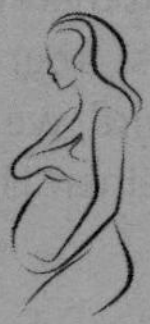

ANTWORT: C Der Mund kann ein schmutziger Ort sein, aber solange dein Partner keine sexuell übertragbare Krankheit wie Gonorrhö, Chlamydien oder Syphilis hat – die alle mit dem Mund übertragen werden können –, ist Oralsex weder für dich noch für dein Kind gefährlich.

Du solltest aber trotzdem einige Vorkehrungen treffen:

Lass dich nicht auf Oralsex ein, wenn dein Partner Fieberbläschen hat. Diese werden vom Herpesvirus hervorgerufen, der sich beim Oralsex auf die Genitalien ausbreiten kann. Eine Herpesinfektion kann für ein Baby verheerend sein, besonders bei einer Erkrankung im zweiten und dritten Trimester, wenn dein Körper noch keine Antikörper entwickelt hat.

Achte auch darauf, dass dein Partner keine Luft in deine Vagina bläst. Es ist möglich – wenn auch extrem selten –, dass ein Luftstoß eine Ader blockieren und so eine Embolie verursachen kann, was für dich und dein Baby lebensbedrohlich sein kann. Das kann auch passieren, wenn man nicht schwanger ist, während der Schwangerschaft besteht allerdings ein erhöhtes Risiko, weil die Genitalien stärker durchblutet sind.

119. FRAGE

WAHR ODER FALSCH:

DIE ENTBINDUNG WIRD MEINE VAGINA VERÄNDERN.

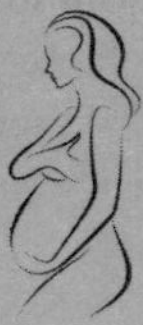

ANTWORT: WAHR Deine Vagina muss sich dehnen, um den kleinen Menschen herauszupressen. Sie wird sich wieder zusammenziehen, nachdem dein Baby geboren wurde, aber ein bisschen gedehnt bleiben – besonders wenn du ein großes Baby auf die Welt gebracht hast. Die meisten Partner sagen, dass sie keinen Unterschied feststellen können, und es wird sich für dich auch nicht anders anfühlen. Regelmäßige Beckenbodengymnastik kann dir helfen. (Für Tipps zu Beckenbodenübungen siehe Seite 30.) Erwarte nicht, dass du sofort wieder Sex haben kannst. Du solltest sechs Wochen warten, damit sich dein Gebärmutterhals schließen kann, postpartale Blutungen stoppen und Risse und Nähte heilen können. Das Vaginalgewebe ist vielleicht empfindlich und trocken nach der Entbindung, also tut der Sex bei den ersten Malen eventuell weh. Auch Frauen, die einen Kaiserschnitt hatten, sind nicht vor Unannehmlichkeiten während des Sex gefeit. Studien haben gezeigt, dass ihr Sex nach der Entbindung genauso schmerzhaft sein kann wie bei Frauen, die vaginal entbunden haben.

Ganz wenige Frauen haben vielleicht anhaltend ein »lockeres« Gefühl, besonders wenn sie ein großes Baby auf die Welt gebracht oder schon mehrere vaginale Entbindungen hinter sich haben. Dem kann man mit täglichen Beckenbodenübungen entgegenwirken oder in besonders schlimmen Fällen auch mit einer OP.

120. FRAGE

WANN MUSS ICH EINEM KÜNFTIGEN ARBEITGEBER SAGEN, DASS ICH SCHWANGER BIN?

a) Während des ersten Vorstellungsgesprächs.

b) Während des letzten Vorstellungsgesprächs.

c) Wenn du das Jobangebot erhältst.

d) Nie.

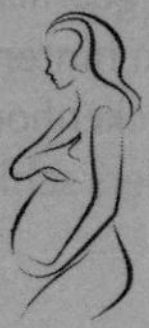

ANTWORT: D Gesetzlich bist du nicht verpflichtet, künftige Arbeitgeber über deine Schwangerschaft zu informieren, denn deine Schwangerschaft hat nichts damit zu tun, ob du die Richtige für den Job bist oder nicht. Wenn du aber wartest und die großen Neuigkeiten erst kundtust, nachdem du engagiert worden bist, könnte sich dein Chef getäuscht fühlen – und das ist keine gute Basis für eine berufliche Beziehung.

Führ das Vorstellungsgespräch ganz normal wie immer und wenn es dann in die Verhandlungen zu der Anstellung geht, solltest du deine Schwangerschaft ansprechen. Sei ehrlich, was deine Erwartungen und Zukunftspläne angeht. Planst du, dein Kind in den Kindergarten zu schicken? Wolltest du schon immer eine berufstätige Mutter sein?

Es ist illegal, jemanden aufgrund einer Schwangerschaft zu diskriminieren. Wenn du also wegen deines Babybauchs nicht engagiert wirst oder eine Firma ihr Angebot zurückzieht, nachdem du gesagt hast, dass du ein Kind erwartest, kannst du Klage einreichen – obwohl der Sachverhalt sicher schwer zu beweisen sein dürfte.

121. FRAGE

WELCHE ARBEITEN DÜRFEN WERDENDE MÜTTER NICHT AUSÜBEN?

a) Nachtarbeit.

b) Das Hantieren mit gefährlichen Stoffen.

c) Fließbandarbeit.

d) Alles Genannte.

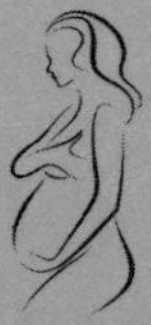

ANTWORT: D Laut Mutterschutzgesetz dürfen schwangere Frauen bestimmte Tätigkeiten, die eine Gefahr für Mutter und Kind darstellen könnten, nicht ausüben. So dürfen sie zum Beispiel keine Arbeiten verrichten, bei denen sie gesundheitsschädlichen Stoffen, Gasen, Dämpfen, Hitze, Kälte oder Nässe ausgesetzt sind. Fließbandarbeit ist für werdende Mütter ebenso verboten. Außerdem dürfen Schwangere nicht nachts und nicht an Sonn- und Feiertagen beschäftigt werden.

Der Arbeitgeber muss der Schwangeren in solchen Fällen eine andere Tätigkeit zuweisen. So könnte sie zum Beispiel von der Nacht- in die Tageschichten wechseln. Nach dem dritten Monat darf man auch nicht mehr in Beförderungsmitteln arbeiten, weder als Busfahrerin noch als Stewardess. Der Arbeitgeber könnte eine Flugbegleiterin in der Schwangerschaft dann beim Bodenpersonal beschäftigen. Das Gehalt darf sich dabei allerdings nicht ändern.

122. FRAGE

WAHR ODER FALSCH:

DEIN ARBEITGEBER MUSS DICH FÜR ARZTBESUCHE FREISTELLEN.

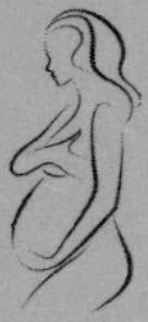

ANTWORT: WAHR Laut Mutterschutzgesetz muss der Arbeitgeber seine schwangere Angestellte für die erforderlichen Untersuchungen während der Schwangerschaft freistellen. Ein Entgeltausfall darf dabei nicht entstehen. Das heißt, die ausgefallene Arbeitszeit muss nicht nachgearbeitet werden und es darf dadurch auch kein finanzieller Verlust entstehen. Das gilt für alle Untersuchungen im Rahmen der Leistungen der gesetzlichen Krankenversicherung bei einer Schwangerschaft.

Wenn es möglich ist, solltest du natürlich versuchen, einen Termin außerhalb der Arbeitszeit wahrzunehmen, aber wenn das nicht möglich ist, muss dein Chef dich freistellen.

123. FRAGE

WAHR ODER FALSCH:

JOBS, IN DENEN MAN VIEL STEHEN MUSS, ZUM BEISPIEL ALS KELLNERIN, KÖNNEN FÜR SCHWANGERE AB DEM DRITTEN TRIMESTER UNGESUND SEIN.

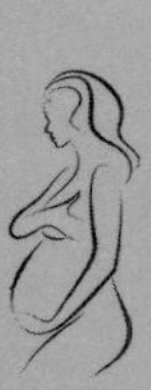

ANTWORT: WAHR Der Auswertung von 29 Studien mit mehr als 160.000 schwangeren Frauen zufolge erhöht körperlich anstrengende Arbeit das Risiko einer Frühgeburt (Entbindung vor Vollendung der 37. Schwangerschaftswoche) um 22 Prozent und das Risiko von Bluthochdruck und Präeklampsie um 60 Prozent. Anhaltendes Stehen erhöht das Risiko einer Frühgeburt sogar um 26 Prozent.

In Deutschland dürfen werdende Mütter nach Ablauf des fünften Schwangerschaftsmonats keine Arbeiten mehr ausführen, bei denen sie ständig stehen müssen, wenn sie dieser Beschäftigung mehr als vier Stunden täglich nachgehen. Wenn du in deinem Job viel stehen musst, bitte deinen Chef darum, dass dir andere Aufgaben zugeteilt werden.

Ruh dich zwischen deinen Aufträgen aus und mach Pause, wann immer es geht. Sei ganz beruhigt, die meisten Frauen, die im Dienstleistungsbereich arbeiten, haben normale Schwangerschaften und bekommen gesunde Babys.

124. FRAGE

WELCHE DER FOLGENDEN BERUFE SIND FÜR SCHWANGERE GEFÄHRLICH?

a) Künstlerin, Arbeiterin in der Landwirtschaft oder einer chemischen Reinigung.

b) Röntgenassistentin und Laborantin.

c) Beschäftigte im Gesundheitswesen.

d) Alle genannten Berufe.

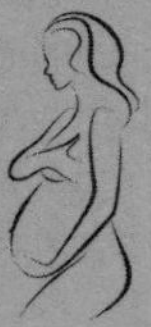

ANTWORT: D Obwohl viele Frauen während der Schwangerschaft ganz normal weiterarbeiten können, sollte man auf die folgenden Gefahren achten.

CHEMIKALIEN: Farbdämpfe, Pestizide, Kohlenmonoxid, Ölfarbe, Zigarettenrauch und Chemikalien können einem Fötus schaden. EMPFEHLUNG: Trag bei der Arbeit eine Atemschutzmaske. Vermeide besonders im ersten Trimester den Kontakt mit Chemikalien.

STRAHLUNG: Es gibt Anzeichen dafür, dass Röntgenstrahlen Einfluss auf einen Fötus haben. EMPFEHLUNG: Vermeide den Kontakt mit Röntgenstrahlen und radioaktiver Strahlung, besonders im ersten Trimester.

KEIME: Sich in der Nähe einer Person mit einer ansteckenden Krankheit aufzuhalten, ist gefährlich. EMPFEHLUNG: Wasch dir häufig die Hände. Reib dir nicht die Augen, die Nase oder den Mund. Geh nicht zur Arbeit, wenn dort eine Krankheit grassiert. Wenn du in einer medizinischen Einrichtung oder einem Labor arbeitest, trag Handschuhe und einen Mundschutz.

KÖRPERLICHE ANSTRENGUNG: Körperlich anstrengende Arbeit, besonders im dritten Trimester, kann das Risiko einer Frühgeburt sowie von Bluthochdruck und Präeklampsie erhöhen. EMPFEHLUNG: Ab der 24. Schwangerschaftswoche solltest du nicht mehr arbeiten oder eine weniger anstrengende Tätigkeit übernehmen. Mach regelmäßig Pause und ruh dich aus.

125. FRAGE

WAHR ODER FALSCH:

AUCH WERDENDEN VÄTERN KANN MORGENS ÜBEL WERDEN.

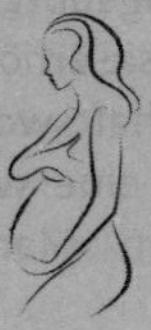

ANTWORT: WAHR Obwohl sie nicht diejenigen sind, die das Baby austragen, zeigen bis zu 65 Prozent der Väter die gleichen Symptome wie ihre schwangeren Partnerinnen. Normalerweise beginnt das um den dritten Monat herum. Zu den Symptomen zählen unter anderem Stimmungsschwankungen, Übelkeit, Gewichtszunahme und sogar der aufgeblähte Bauch.

Dieses Phänomen bezeichnet man als Couvade-Syndrom und es gibt unzählige Theorien mit Erklärungsversuchen. Einige Experten glauben, dass dieses Syndrom entsteht, weil der Mann, der darauf programmiert ist, seine Familie zu beschützen, erkennt, dass er nichts tun kann, um seiner Partnerin die Schmerzen zu erleichtern. Da er das Problem nicht »lösen« kann, fühlt er es nach. Andere Wissenschaftler sind der Meinung, dass ein Mann mit den Schwangerschaftssymptomen unbewusst die Verbundenheit zu seiner Partnerin zur Schau stellt.

Neuste Studien erklären, dass auch bei Männern eine große Veränderung des Hormonhaushalts während der Schwangerschaft der Partnerin festzustellen ist – besonders der Prolaktinspiegel steigt. Prolaktin ist ein Hormon, das bei Frauen mit der Milchproduktion und wahrscheinlich mit mütterlichen und väterlichen Verhaltensweisen in Verbindung gebracht wird. Die Männer haben auch einen erhöhten Estradiolspiegel – eine Form von Östrogen – und einen verminderten Testosteronspiegel. Diese Veränderungen helfen ihnen wahrscheinlich, einen Zugang zu ihren Kindern zu finden.

126. FRAGE

WELCHE DER FOLGENDEN AUSSAGEN IST WAHR?

a) Die Schwangerschaft macht dich vergesslicher.

b) Die Schwangerschaft macht dich dümmer.

c) Die Schwangerschaft macht dich schlauer.

d) Nichts davon stimmt.

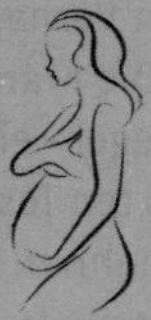

ANTWORT: C Die sogenannte »Stilldemenz« ist ein Mythos – zumindest einer australischen Studie von 2008 zufolge, in der 1241 Frauen vor und nach der Entbindung untersucht wurden. Die Forscher haben die Frauen einer Reihe von kognitiven Tests unterzogen, zuerst 1999 und dann noch einmal 2004 und 2008. Es konnten keine Unterschiede in der Intelligenz während und nach der Schwangerschaft festgestellt werden.

In der Tat macht die Schwangerschaft sogar schlauer. Beobachtungen von Tieren haben ergeben, dass Mütter mutiger sind, ein besseres räumliches Bewusstsein haben und fünfmal schneller Beute fangen als ihre kinderlosen Gegenstücke.

Woher kommt also die Zerstreutheit vieler werdender Mütter? Wahrscheinlich vom Schlafentzug. Während der Schwangerschaft ist es wegen der hormonellen Veränderungen und des wachsenden Bauches nicht einfach, gut zu schlafen. Es ist auch möglich, dass deine Gedanken zu sehr um dein Baby kreisen und du dich deshalb nicht an so unwichtige Dinge erinnerst, wie zum Beispiel wo du das Auto geparkt hast.

127. FRAGE

WAHR ODER FALSCH:

EIN FLÜSSIGKEITSSCHWALL AUS DER VAGINA IST EIN SICHERES ZEICHEN DAFÜR, DASS DIE WEHEN JEDEN MOMENT EINSETZEN.

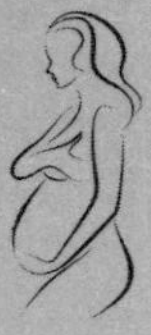

ANTWORT: FALSCH Ein durchnässtes Höschen bedeutet, dass deine Fruchtblase geplatzt ist ... oder dass du dir in die Hose gemacht hast. Wie erkennt man den Unterschied?

Hinweise:

- DAUER: Wenn das Auslaufen über eine Stunde lang anhält, handelt es sich wahrscheinlich um Fruchtwasser. Urin stoppt, wenn die Blase leer ist.
- FARBE UND GERUCH: Fruchtwasser ist normalerweise klar und geruchlos, riecht aber vielleicht ein bisschen salzig.
- INTENSITÄT: Wenn die Flüssigkeit deine Klamotten durchweicht hat und es wieder tut, nachdem du dich umgezogen hast, dann ist es Fruchtwasser. Ein guter Test: Wechsle deine Unterwäsche und leg dich dann für dreißig Minuten hin. Wenn du einen Flüssigkeitsschwall spürst, nachdem du aufgestanden bist, ist wahrscheinlich deine Fruchtblase geplatzt.
- KONSISTENZ: Wenn du den Verdacht hast, dass deine Fruchtblase geplatzt ist, während du auf der Toilette warst – das kommt häufig vor –, untersuch die Konsistenz und das Aussehen der Flüssigkeit in der Toilette. Fruchtwasser sieht ölig aus und kann weiße Punkte haben.

Wende dich an deinen Arzt oder deine Ärztin, wenn du denkst, dass deine Fruchtblase geplatzt ist.

128. FRAGE

WARUM KANN EIN SPIEGEL IM KREISSSAAL WÄHREND DER GEBURT HILFREICH SEIN?

a) Wenn du den Kopf des Babys siehst, kann dich das motivieren weiterzupressen.

b) Du fühlst dich vielleicht wohler, wenn du siehst, was die Ärzte tun.

c) Es kann beruhigend auf dich wirken, wenn du dich selbst während der Geburtswehen siehst.

d) Es kann dich von den Schmerzen ablenken, wenn du das Ganze aus einer anderen Perspektive betrachten kannst.

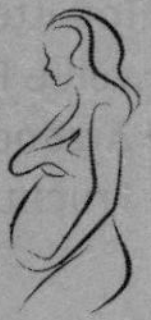

ANTWORT: A Einige Frauen würden es nicht missen wollen zu sehen, wie ihr Baby das Licht der Welt erblickt. Andere empfinden das als blutiges Detail, das sie lieber nicht sehen wollen. Zu sehen, wie der Kopf deines Babys auftaucht, ist all das Blut vielleicht wert. Das ist nicht nur ein unglaublicher Anblick, sondern kann dich auch motivieren weiterzupressen – besonders nach langen und anstrengenden Wehen.

Wenn dir die Vorstellung immer noch nicht gefällt, kann dein Arzt oder deine Hebamme deine Hand auch zu deiner Vagina führen, sodass du den Kopf deines Babys berühren kannst. Oder man kann dir Schritt für Schritt erzählen, was gerade passiert. Sag deinem Arzt oder deiner Ärztin, was du sehen willst und was nicht.

129. FRAGE

WAS KANN ICH TUN, UM ZU VERHINDERN, DASS SICH MEIN DARM IM KREISSSAAL AUF DEM ENTBINDUNGSTISCH ENTLEERT?

a) Nicht viel. Das ist eher die Regel als eine Ausnahme.

b) Bitte deinen Arzt oder deine Ärztin, während der Entbindung einen Analplug zu benutzen.

c) Nimm in den letzten drei Tagen deiner Schwangerschaft täglich ein Abführmittel ein, damit dein Darm leer ist.

d) Es ist ein Mythos, dass das während der Entbindung passiert.

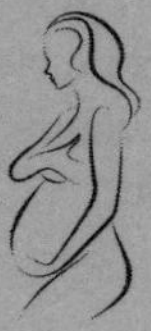

ANTWORT: A Bei der Entbindung presst man genauso, wie man das auf der Toilette tut. Die meisten Ärzte sehen es sogar als etwas Gutes an, wenn Frauen während der Entbindung austreten, weil das heißt, dass sie richtig pressen. Auch der Abgang von Blähungen ist möglich.

Wenn es dir wirklich peinlich ist, versuch, mehr Ballaststoffe zu dir zu nehmen und mehr Wasser zu trinken, um die Wahrscheinlichkeit zu verringern, dass du mehr als dein Baby herauspresst. Auch die Einnahme eines leichtes Stuhlweichmachers - der auch in manchen pränatalen Vitaminen enthalten ist - kann helfen.

Du kannst auch einen Einlauf machen, wenn die Wehen losgehen. In den guten alten Tagen war das sogar üblich, sodass die Frauen es vermeiden konnten, vor ihrem Arzt oder ihrer Ärztin den Darm zu entleeren. Wenn du zu Beginn der Kontraktionen Zeit dafür hast, kannst du das tun. Du kannst auch darum bitten, wenn du ins Krankenhaus kommst, aber in vielen Krankenhäusern macht man das nicht, weil ein Einlauf zu einer Dehydrierung führen kann, was die Entbindung wiederum schwieriger macht.

Egal was du tust, es gibt nichts, was die Ärzte und Schwestern noch nicht gesehen haben. Es wird sauber gemacht werden, bevor du überhaupt weißt, was passiert ist.

130. FRAGE

WAS KANN WEHEN AUSLÖSEN?

a) Kopfüber zu hängen.

b) Die Brustwarzen zu massieren.

c) Opernmusik zu hören.

d) Sich Videos von Entbindungen anzusehen.

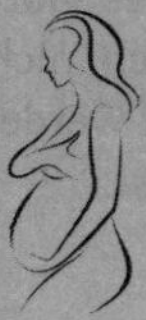

ANTWORT: B Man kann selbst nicht viel tun, um die Wehen einzuleiten. Im Krankenhaus kann eine medizinische Einleitung vorgenommen werden. Dein Körper legt los, wenn die Zeit reif ist. Wenn dein Körper bereit ist, aber dein Baby nicht kommen will, versuch das Folgende:

BRUSTWARZENSTIMULATION: Das Massieren der Nippel soll Wehen auslösen, allerdings meinen die Ärzte, dass man täglich ein paar Stunden mit den Nippeln spielen müsste, damit überhaupt etwas passiert.

UNGESCHÜTZTER SEX: Sperma beinhaltet die gleichen Hormone, die Ärzte einem verabreichen, wenn sie die Geburt einleiten. Hab aber keinen Sex, wenn deine Fruchtblase bereits geplatzt ist, denn dann besteht für dein Baby die Gefahr einer Infektion.

SPAZIEREN GEHEN: Wenn du Kontraktionen spürst, aber noch keine Wehen hast, kannst du ein wenig herumlaufen, um die Sache in Schwung zu bringen.

AKUPUNKTUR/AKUPRESSUR: Zwei Druckpunkte sollen Kontraktionen im Uterus auslösen: Einer befindet sich an der Innenseite der Wade, ungefähr fünf Zentimeter über deinem Knöchel, und der andere in der Mulde auf dem Handrücken zwischen Daumen und Zeigefinger. Um diese Punkte zu stimulieren, kneif oder reib sie für 30 bis 60 Sekunden in einer kreisenden Bewegung. Warte einige Minuten und wiederhole das Ganze.

SCHNELLFRAGERUNDE

131. FRAGE: WIE VIEL ZU FRÜH KAM DIE FRÜHSTE FRÜHGEBURT ZUR WELT?

a) 74 Tage zu früh
b) 110 Tage zu früh
c) 128 Tage zu früh
d) 156 Tage zu früh

132. FRAGE: WANN FÄNGT DAS HERZ EINES BABYS AN ZU SCHLAGEN?

a) Im Moment der Empfängnis.
b) In der 1. Schwangerschaftswoche.
c) In der 5. Schwangerschaftswoche.
d) In der 12. Schwangerschaftswoche.

133. FRAGE: WIE VIEL NIMMT EIN MANN DURCHSCHNITTLICH WÄHREND DER SCHWANGERSCHAFT SEINER PARTNERIN ZU?

a) 2 Kilogramm
b) 6 Kilogramm
c) 9 Kilogramm
d) 14 Kilogramm

134. FRAGE: WANN ENTWICKELN BABYS NACH MEINUNG DER WISSENSCHAFTLER EINE VORLIEBE FÜR DIE RECHTE ODER LINKE HAND?

a) In der 12. Schwangerschaftswoche.
b) In der 25. Schwangerschaftswoche.
c) In der 34. Schwangerschaftswoche.
d) Als Kleinkind.

135. FRAGE: WIE VIEL PROZENT DER FRAUEN BEKOMMEN SCHWANGERSCHAFTSSTREIFEN?

a) 10 Prozent
b) 25 Prozent
c) 75 Prozent
d) 90 Prozent

136. FRAGE: WIE VIEL PROZENT DER BABYS WERDEN AM ERRECHNETEN GEBURTSTERMIN GEBOREN?

a) 1 Prozent
b) 5 Prozent
c) 8 Prozent
d) 10 Prozent

137. FRAGE: WIE SCHWER WAR DAS KLEINSTE BABY DER WELT BEI DER GEBURT?

a) 70 Gramm
b) 240 Gramm
c) 270 Gramm
d) 340 Gramm

138. FRAGE: WAHR ODER FALSCH: BEIM ERSTEN KIND IST DIE WAHRSCHEINLICHKEIT HÖHER, DASS ES ERST NACH DEM ERRECHNETEN GEBURTSTERMIN ZUR WELT KOMMT.

139. FRAGE: WIE VIEL PROZENT DER KINDER KOMMEN IN DEUTSCHLAND UNEHELICH AUF DIE WELT?

a) 20 Prozent
b) 33 Prozent
c) 60 Prozent
d) 75 Prozent

140. FRAGE: WIE HOCH LIEGT IN JEDEM MENSTRUATIONSZYKLUS DIE WAHRSCHEINLICHKEIT, SCHWANGER ZU WERDEN?

a) Bei 50 bis 75 Prozent.
b) Bei 30 bis 40 Prozent.
c) Bei 15 bis 25 Prozent.
d) Bei 5 bis 10 Prozent.

141. FRAGE: WAHR ODER FALSCH: ES WERDEN MEHR JUNGEN ALS MÄDCHEN GEBOREN.

142. FRAGE: IN WELCHEN MONATEN WERDEN IN DEUTSCHLAND DIE MEISTEN BABYS GEBOREN?

a) Juli, August, September
b) März, April, Mai
c) Dezember, Januar, Februar
d) Oktober, November, Dezember

143. FRAGE: AN WELCHEM WOCHENTAG KOMMEN IN DEUTSCHLAND DIE MEISTEN BABYS ZUR WELT?

a) Samstags und sonntags.
b) Montags und dienstags.
c) Mittwochs und donnerstags.
d) Freitags.

144. FRAGE: WIE ALT SIND FRAUEN IN DEUTSCHLAND DURCHSCHNITTLICH BEI DER GEBURT DES ERSTEN KINDES?

a) 20 Jahre
b) 25 Jahre
c) 30 Jahre
d) 35 Jahre

145. FRAGE: WIE VIELE DER AUSGETRAGENEN SCHWANGERSCHAFTEN SIND IN DEUTSCHLAND UNGEPLANT?

a) Jede zweite.
b) Jede dritte.
c) Jede vierte.
d) Jede fünfte.

146. FRAGE: WIE VIELE ENTBINDUNGEN FINDEN IN DEUTSCHLAND PER KAISERSCHNITT STATT?

a) 10 Prozent
b) 17 Prozent
c) 30 Prozent
d) 45 Prozent

147. FRAGE: WELCHER DER FOLGENDEN SINNE KANN SICH DURCH DIE SCHWANGERSCHAFT VERÄNDERN?

a) Das Fühlen.
b) Das Riechen.
c) Das Sehen.
d) Alle Genannten.

148. FRAGE: WIE VIEL NIMMT EINE FRAU WÄHREND DER SCHWANGERSCHAFT DURCHSCHNITTLICH ZU?

a) 7 Kilogramm
b) 9 Kilogramm
c) 14 Kilogramm
d) 18 Kilogramm

149. FRAGE: WIE VIELE KINDER HAT DIE FRAU MIT DEN MEISTEN KINDERN DER WELT GEBOREN?

a) 16
b) 34
c) 69
d) 78

150. FRAGE: WIE VIELE FRAUEN RAUCHEN IN DEUTSCHLAND WÄHREND DER SCHWANGERSCHAFT?

a) 45 Prozent
b) 20 Prozent
c) 15 Prozent
d) 5 Prozent

Antworten: 131 c, 132 c, 133 b, 134 b, 135 d, 136 b, 137 b, 138 wahr, 139 b, 140 c, 141 wahr, 142 a, 143 b, 144 b, 145 b, 146 c, 147 d, 148 c, 149 c, 150 b